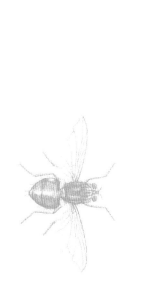

人体
寄生虫学
图谱

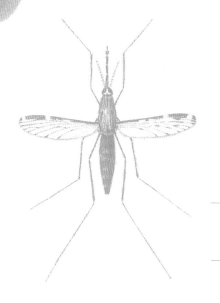

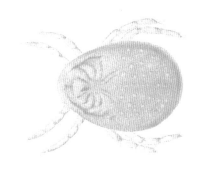

徐国成 韩秋生 王继春 邹卫东 编著

中国教育出版传媒集团

高等教育出版社·北京

内容简介

　　《人体寄生虫学图谱》按照我国医学院校人体寄生虫学教学大纲的要求编绘，以国内常见的致病性寄生虫虫种为着眼点，按传统的寄生虫学知识结构体系进行编排，是一本采用水彩绘画语言表现寄生虫形态结构、宿主病理改变的专业图谱。本图谱共分 3 个部分，包括医学原虫、医学蠕虫和医学节肢动物，适合于医学院校学生及临床医务工作者使用。

图书在版编目（CIP）数据

　　人体寄生虫学图谱：汉、英／徐国成等编著．－－
北京：高等教育出版社，2023.3
　　ISBN 978-7-04-059035-7

　　Ⅰ．①人… Ⅱ．①徐… Ⅲ．①医学－寄生虫学－图谱
－医学院校－教学参考资料　Ⅳ．① R38-64

　　中国版本图书馆 CIP 数据核字（2022）第 130759 号

Renti Jishengchongxue Tupu

策划编辑　李光跃	责任编辑　瞿德竑	封面设计　张志奇	责任印制　刘思涵

出版发行	高等教育出版社	网　　址	http://www.hep.edu.cn
社　　址	北京市西城区德外大街4号		http://www.hep.com.cn
邮政编码	100120	网上订购	http://www.hepmall.com.cn
印　　刷	佳兴达印刷（天津）有限公司		http://www.hepmall.com
开　　本	787mm×1092mm　1/16		http://www.hepmall.cn
印　　张	8.5		
字　　数	240 千字	版　　次	2023 年 3 月第 1 版
购书热线	010-58581118	印　　次	2023 年 3 月第 1 次印刷
咨询电话	400-810-0598	定　　价	88.00元

本书如有缺页、倒页、脱页等质量问题，请到所购图书销售部门联系调换
版权所有　侵权必究
物 料 号　59035-00

前言
INTRODUCTION

人体寄生虫学是病原生物学的重要组成部分，是研究寄生在人类体内和体外、具有医学意义的寄生虫及其与宿主相互关系的一门科学，是临床医学和预防医学的一门基础课程。寄生虫的形态结构及宿主的病理改变是本学科的重要组成部分，因而其具有很强的直观性。为满足我国高等医学教育教学改革的需要，我们在汇集国内外同行成熟经验的基础上，精心制作了这部人工绘制彩图和显微摄影图片相结合的《人体寄生虫学图谱》。

本图谱遵循国内普通高等医学院校教学大纲的要求，紧密围绕全国规划教材的主要内容，以国内常见的致病性寄生虫虫种为着眼点，并按传统的寄生虫学知识结构体系进行编排。这部图谱共有254幅彩图，由寄生虫学专业工作者和医学美术工作者共同编撰完成，其中有131幅原创彩图，是国内首部采用水彩绘画语言表现寄生虫形态结构、宿主病理改变的专业图谱。这种写实的绘画风格使本书更具特色，是将水彩绘画技巧引入人体寄生虫学图谱的一种创新尝试。本书吸收了国内外相同学科教材和图谱的精华，经过严谨构思、严密设计，精心绘制了部分寄生虫生活史的彩色示意图及某些重要食源性寄生虫病和（或）人兽共患寄生虫病传播媒介的彩图，生动形象地表现出寄生虫与宿主相互作用的内涵，便于学生理解和记忆。此外，本书显微摄影图片也是优中选优，使形态结构及病变更具典型性，以弥补教材中照片的不足。本书是高等医学院校学生学习人体寄生虫学的得力工具，对从事临床检验、疾病和动物疫病预防与控制的专业人员也具有一定的参考价值。

由于编者水平有限，同时受客观因素制约，本图谱覆盖的人体寄生虫学主要教学内容难免存在不足和疏漏之处，期望同行专家不吝赐教，以便进一步完善。

徐国成 韩秋生 王继春 邹卫东

2022 年 4 月

3

目 录
CONTENTS

医学原虫 MEDICAL PROTOZOA   **1**

1. 溶组织内阿米巴滋养体（铁苏木素染色）*Entamoeba histolytica* trophozoite stained with iron hematoxylin ------------ 2
2. 溶组织内阿米巴滋养体（铁苏木素染色）*Entamoeba histolytica* trophozoite stained with iron hematoxylin ------------ 2
3. 溶组织内阿米巴包囊（铁苏木素染色）*Entamoeba histolytica* cyst stained with iron hematoxylin ------------------- 2
4. 溶组织内阿米巴包囊（铁苏木素染色）*Entamoeba histolytica* cyst stained with iron hematoxylin ------------------- 3
5. 溶组织内阿米巴包囊（铁苏木素染色）*Entamoeba histolytica* cysts stained with iron hematoxylin ------------------ 3
6. 溶组织内阿米巴包囊（碘染色）*Entamoeba histolytica* cysts stained with iodine ---------------------------------- 3
7. 结肠内阿米巴包囊（铁苏木素染色）*Entamoeba coli* cyst stained with iron hematoxylin --------------------------- 4
8. 结肠内阿米巴包囊（铁苏木素染色）*Entamoeba coli* cyst stained with iron hematoxylin --------------------------- 4
9. 结肠内阿米巴包囊（碘染色）*Entamoeba coli* cysts stained with iodine --- 4
10. 溶组织内阿米巴生活史 Life cycle of *Entamoeba histolytica* --- 5
11. 结肠溃疡中的溶组织内阿米巴滋养体（苏木素-伊红染色）*Entamoeba histolytica* trophozoites
     in ulcer of colon （HE stain）--- 6
12. 结肠溃疡中的溶组织内阿米巴滋养体（苏木素-伊红染色）*Entamoeba histolytica* trophozoites
     in ulcer of colon （HE stain）--- 6
13. 结肠溃疡中的溶组织内阿米巴滋养体（苏木素-伊红染色）*Entamoeba histolytica* trophozoites
     in ulcer of colon （HE stain）--- 6
14. 结肠溃疡中的溶组织内阿米巴滋养体（苏木素-伊红染色）*Entamoeba histolytica* trophozoites
     in ulcer of colon （HE stain）--- 7
15. 阿米巴结肠溃疡（苏木素-伊红染色）Amebic ulcer of colon （HE stain） ------------------------------------ 7
16. 阿米巴结肠病变 Amebic lesion of colon -- 8
17. 阿米巴肝脓肿 Amebic liver abscess -- 8
18. 棘阿米巴滋养体 *Acanthamoeba* sp.trophozoite --- 9
19. 棘阿米巴包囊 *Acanthamoeba* sp.cysts -- 9
20. 杜氏利什曼原虫无鞭毛体（吉姆萨染色）*Leishmania donovani* amastigotes stained with Giemsa ------------- 10
21. 杜氏利什曼原虫前鞭毛体（吉姆萨染色）*Leishmania donovani* promastigotes stained with Giemsa --- 10
22. 杜氏利什曼原虫前鞭毛体（吉姆萨染色）*Leishmania donovani* promastigotes stained with Giemsa ------------ 10
23. 杜氏利什曼原虫生活史 Life cycle of *Leishmania donovani* --- 11
24. 黑热病后皮肤利什曼病 Post kala-azar dermal leishmaniasis --- 12
25. 蓝氏贾第鞭毛虫滋养体（瑞氏染色）*Giardia lamblia* trophozoites stained with Wright ------------------ 12
26. 蓝氏贾第鞭毛虫包囊（铁苏木素染色）*Giardia lamblia* cysts stained with iron hematoxylin ----------------- 13
27. 贾第虫病肠切片（苏木素-伊红染色）Section of bowel tissue of giardiasis （HE stain）------------------- 13
28. 阴道毛滴虫（吉姆萨染色）*Trichomonas vaginalis* stained with Giemsa --------------------------------- 13
29. 阴道毛滴虫（吉姆萨染色）*Trichomonas vaginalis* stained with Giemsa --------------------------------- 14
30. 间日疟原虫环状体（吉姆萨染色）Ring forms of *Plasmodium vivax* stained with Giemsa ------------------ 14

31. 间日疟原虫大滋养体（吉姆萨染色）Trophozoite of *Plasmodium vivax* stained with Giemsa ------------------ 14

32. 间日疟原虫大滋养体（吉姆萨染色）Trophozoite of *Plasmodium vivax* stained with Giemsa ------------------ 15

33. 间日疟原虫未成熟裂殖体（吉姆萨染色）Immature schizont of *Plasmodium vivax* stained with Giemsa ------------ 15

34. 间日疟原虫成熟裂殖体（吉姆萨染色）Mature schizont of *Plasmodium vivax* stained with Giemsa ------------ 15

35. 间日疟原虫成熟裂殖体（吉姆萨染色）Mature schizont of *Plasmodium vivax* stained with Giemsa ------------ 16

36. 间日疟原虫雌配子体（吉姆萨染色）Macrogametocyte of *Plasmodium vivax* stained with Giemsa ------------ 16

37. 间日疟原虫配子体（吉姆萨染色）Gametocytes of *Plasmodium vivax* stained with Giemsa ------------------ 16

38. 间日疟原虫（吉姆萨染色）*Plasmodium vivax* stained with Giemsa ------------------------------------- 17

39. 间日疟原虫厚血膜（吉姆萨染色）Thick blood film of *Plasmodium vivax* stained with Giemsa ------------------ 17

40. 间日疟原虫生活史 Life cycle of *Plasmodium vivax* -- 18

41. 恶性疟原虫环状体（吉姆萨染色）Ring forms of *Plasmodium falciparum* stained with Giemsa ---------------- 19

42. 恶性疟原虫雄配子体（吉姆萨染色）Microgametocyte of *Plasmodium falciparum* stained with Giemsa ------------ 19

43. 恶性疟原虫雄配子体（吉姆萨染色）Microgametocyte of *Plasmodium falciparum* stained with Giemsa ------------ 19

44. 恶性疟原虫雌配子体（吉姆萨染色）Macrogametocyte of *Plasmodium falciparum* stained with Giemsa ------------ 20

45. 恶性疟原虫雌配子体（吉姆萨染色）Macrogametocyte of *Plasmodium falciparum* stained with Giemsa ------------ 20

46. 刚地弓形虫（弓形虫）滋养体（吉姆萨染色）*Toxoplasma gondii* trophozoites stained with Giemsa ------------ 20

47. 弓形虫滋养体（吉姆萨染色）*Toxoplasma gondii* trophozoites stained with Giemsa ---------------------- 21

48. 脑组织中的弓形虫包囊（吉姆萨染色）*Toxoplasma gondii* cyst in brain stained with Giemsa -------------- 21

49. 淋巴结中的弓形虫假包囊（吉姆萨染色）*Toxoplasma gondii* pseudocyst in lymph node stained with Giemsa ------- 22

50. 弓形虫卵囊 *Toxoplasma gondii* oocysts -- 22

51. 弓形虫生活史 Life cycle of *Toxoplasma gondii* -- 23

52. 弓形虫眼病（视网膜脉络膜炎）Ocular toxoplasmosis (retinochoroiditis) ---------------------------- 24

53. 隐孢子虫卵囊（改良抗酸染色）*Cryptosporidium* sp.oocysts；modified acid-fast stain ---------------- 25

54. 隐孢子虫病肠切片（苏木素-伊红染色）Section of bowel tissue of cryptosporidiasis (HE stain) ------------ 25

55. 结肠小袋纤毛虫滋养体（铁苏木素染色）*Balantidium coli* trophozoite stained with iron hematoxylin ------------ 26

56. 结肠小袋纤毛虫包囊（铁苏木素染色）*Balantidium coli* cysts stained with iron hematoxylin ------------------ 26

医学蠕虫 MEDICAL HELMINTHS 　　　　　　　　　　　　　　　　　　　　　　　　　　　　　　　**27**

57. 华支睾吸虫（肝吸虫）成虫（卡红染色）Adult of *Clonorchis sinensis* stained with camine ---------------- 28

58. 肝吸虫卵 Eggs of *Clonorchis sinensis* -- 29

59. 肝吸虫尾蚴（卡红染色）Cercaria of *Clonorchis sinensis* stained with camine ------------------ 29

60. 肝吸虫囊蚴 Encysted metacercariae of *Clonorchis sinensis* ------------------------------ 29

61. 肝吸虫生活史 Life cycle of *Clonorchis sinensis* -- 30

62. 肝吸虫第一中间宿主纹沼螺 *Parafossarulus striatulus*，the first intermediate host of *Clonorchis sinensis* ----------- 31

63. 肝吸虫第二中间宿主麦穗鱼 *Pseudorasbora parva*，the second intermediate host of *Clonorchis sinensis* -------------- 31

64. 肝吸虫第二中间宿主青鱼（黑鲩）*Mylopharyngodon piceus*，the second intermediate host of *Clonorchis sinensis* ---- 31

65. 肝吸虫第二中间宿主草鱼（白鲩）*Ctenopharyngodon idellus*，the second intermediate host of *Clonorchis sinensis* ---- 31

66. 肝吸虫第二中间宿主鲤鱼 *Cyprinus carpio*，the second intermediate host of *Clonorchis sinensis* ---------------- 32

67. 肝吸虫第二中间宿主鲫鱼 *Carassius auratus*，the second intermediate host of *Clonorchis sinensis* ---------------- 32

68. 肝吸虫成虫寄生的肝胆管切片（苏木素-伊红染色）Section of adults of *Clonorchis sinensis* in hepatic duct
    (HE stain) --- 32

69. 布氏姜片吸虫（姜片虫）成虫（卡红染色）Adult of *Fasciolopsis buski* stained with camine ------------------ 33

70. 姜片虫卵 Egg of *Fasciolopsis buski* -- 34

71. 肝吸虫卵和姜片虫卵 Eggs of *Clonorchis sinensis* and *Fasciolopsis buski* -------------------------- 34

72. 姜片虫生活史 Life cycle of *Fasciolopsis buski* -------------------------------------- 35

73. 姜片虫中间宿主扁卷螺 *Segmentina* sp.，intermediate host of *Fasciolopsis buski* -------------------------- 36

74. 姜片虫植物媒介菱角 Water caltrop，plant vector of *Fasciolopsis buski* -------------------------- 36

75.姜片虫植物媒介荸荠 Water chestnut, plant vector of *Fasciolopsis buski* ————————————— 36

76.姜片虫植物媒介茭白 Water bamboo, plant vector of *Fasciolopsis buski* ————————————— 36

77.姜片虫植物媒介莲藕 Lotus root, plant vector of *Fasciolopsis buski* ——————————————— 37

78.肝片形吸虫成虫（卡红染色）Adult of *Fasciola hepatica* stained with camine ———————————— 37

79.卫氏并殖吸虫成虫（卡红染色）Adult of *Paragonimus westermani* stained with camine —————————— 38

80.卫氏并殖吸虫卵 Egg of *Paragonimus westermani* ————————————————————————— 39

81.卫氏并殖吸虫卵 Egg of *Paragonimus westermani* ————————————————————————— 39

82.卫氏并殖吸虫毛蚴（卡红染色）Miracidium of *Paragonimus westermani* stained with camine —————— 39

83.卫氏并殖吸虫子雷蚴（卡红染色）Daughter redia of *Paragonimus westermani* stained with camine ———— 40

84.卫氏并殖吸虫尾蚴（卡红染色）Cercaria of *Paragonimus westermani* stained with camine ——————— 40

85.卫氏并殖吸虫囊蚴（卡红染色）Encysted metacercariae of *Paragonimus westermani* stained with camine ——— 40

86.卫氏并殖吸虫生活史 Life cycle of *Paragonimus westermani* ————————————————————— 41

87.卫氏并殖吸虫第一中间宿主川卷螺 Mallaniid snails, the first intermediate host of *Paragonimus westermani* ——— 42

88.卫氏并殖吸虫第二中间宿主蝲蛄 Crayfish, the second intermediate host of *Paragonimus westermani* ————— 42

89.卫氏并殖吸虫第二中间宿主溪蟹 *Potamon* sp., the second intermediate host of *Paragonimus westermani* ————— 43

90.卫氏并殖吸虫成虫寄生的肺组织切片（苏木素-伊红染色）Section of adults of *Paragonimus westermani* in lung tissue（HE stain）————————————————————————————————————— 43

91.卫氏并殖吸虫寄生的犬肺 Dog lung infected with *Paragonimus westermani* ———————————————— 44

92.卫氏并殖吸虫寄生的犬肺 Dog lung infected with *Paragonimus westermani* ———————————————— 45

93.斯氏狸殖吸虫成虫（卡红染色）Adult of *Pagumogonimus skrjabini* stained with camine ————————— 46

94.日本血吸虫成虫（卡红染色）Adults of *Schistosoma japonicum* stained with camine —————————— 46

95.日本血吸虫成虫雌雄合抱（卡红染色）Adults of *Schistosoma japonicum*, female and male in copula stained with camine —— 47

96.日本血吸虫卵 Egg of *Schistosoma japonicum* ——————————————————————————— 47

97.日本血吸虫卵 Egg of *Schistosoma japonicum* ——————————————————————————— 48

98.日本血吸虫毛蚴（卡红染色）Miracidium of *Schistosoma japonicum* stained with camine ——————— 48

99.日本血吸虫子胞蚴（卡红染色）Daughter sporocyst of *Schistosoma japonicum* stained with camine ————— 48

100.日本血吸虫尾蚴（卡红染色）Cercaria of *Schistosoma japonicum* stained with camine ——————— 48

101.日本血吸虫生活史 Life cycle of *Schistosoma japonicum* ——————————————————————— 49

102.日本血吸虫中间宿主钉螺 *Oncomelania* sp., the intermediate host of *Schistosoma japonicum* —————— 50

103.肝组织内的日本血吸虫虫卵肉芽肿切片（苏木素-伊红染色）Section of egg granuloma of *Schistosoma japonicum* in liver tissue（HE stain）————————————————————————————————————— 50

104.肝组织内的日本血吸虫虫卵肉芽肿切片（苏木素-伊红染色）Section of egg granuloma of *Schistosoma japonicum* in liver tissue（HE stain）————————————————————————————————————— 51

105.肝组织内的日本血吸虫虫卵肉芽肿切片（苏木素-伊红染色）Section of egg granuloma of *Schistosoma japonicum* in liver tissue（HE stain）————————————————————————————————————— 51

106.慢性血吸虫病患者 Patient with chronic schistosomiasis ————————————————————————— 52

107.血吸虫病肠病变（兔）Rabbit intestinal lesions in schistosomiasis ————————————————————— 52

108.血吸虫病肝病变（兔）Rabbit hepatic lesions in schistosomiasis —————————————————————— 53

109.日本血吸虫寄生的肠系膜静脉（兔）Rabbit mesenteric vein infected with *Schistosoma japonicum* ————————— 53

110.曼氏血吸虫卵 Egg of *Schistosoma mansoni* ——————————————————————————— 54

111.埃及血吸虫卵 Egg of *Schistosoma haematobium* ————————————————————————— 54

112.异形异形吸虫成虫（卡红染色）Adult of *Heterophyes heterophyes* stained with camine ———————— 55

113.横川后殖吸虫成虫（卡红染色）Adult of *Metagonimus yokogawai* stained with camine —————————— 55

114.棘口吸虫成虫（卡红染色）Adult of *Echinostoma* sp. stained with camine ———————————————— 56

115.曼氏迭宫绦虫头节（卡红染色）Scolex of *Spirometra mansoni* stained with camine ————————— 56

116.曼氏迭宫绦虫成节（卡红染色）Mature proglottids of *Spirometra mansoni* stained with camine ————————— 56

117.曼氏迭宫绦虫卵 Eggs of *Spirometra mansoni* ——————————————————————————— 57

118.曼氏裂头蚴（卡红染色）Plerocercoid of *Spirometra mansoni* stained with camine ----------------- 57

119.皮下裂头蚴病 Subcutaneous sparganosis ----------------- 58

120.眼裂头蚴病 Ocular sparganosis ----------------- 58

121.阔节裂头绦虫成虫 Adult of *Diphyllobothrium latum* ----------------- 59

122.阔节裂头绦虫头节（卡红染色）Scolex of *Diphyllobothrium latum* stained with camine ----------------- 60

123.阔节裂头绦虫成节（卡红染色）Mature proglottids of *Diphyllobothrium latum* stained with camine ----------------- 60

124.链状带绦虫成虫 Adult of *Taenia solium* ----------------- 61

125.链状带绦虫头节（卡红染色）Scolex of *Taenia solium* stained with camine ----------------- 62

126.链状带绦虫头节（卡红染色）Scolex of *Taenia solium* stained with camine ----------------- 62

127.链状带绦虫成节（卡红染色）Mature proglottids of *Taenia solium* stained with camine ----------------- 62

128.链状带绦虫孕节（卡红染色）Gravid proglottid of *Taenia solium* stained with camine ----------------- 63

129.链状带绦虫孕节（卡红染色）Gravid proglottid of *Taenia solium* stained with camine ----------------- 63

130.带绦虫横断面（苏木素-伊红染色）Transverse section of tapeworm (HE stain) ----------------- 64

131.带绦虫横断面（苏木素-伊红染色）Transverse section of tapeworm (HE stain) ----------------- 64

132.带绦虫卵 Egg of tapeworm ----------------- 65

133.带绦虫卵 Egg of tapeworm ----------------- 65

134.猪囊尾蚴（卡红染色）*Cysticercus cellulosae* stained with camine ----------------- 65

135.猪囊尾蚴（卡红染色）*Cysticercus cellulosae* stained with camine ----------------- 65

136.链状带绦虫生活史 Life cycle of *Taenia solium* ----------------- 66

137.皮下囊尾蚴病 Subcutaneous cysticercosis ----------------- 67

138.肌肉囊尾蚴病（猪）Muscular cysticercosis of pig ----------------- 67

139.眼囊尾蚴病 Ocular cysticercosis ----------------- 68

140.脑囊尾蚴病 Cerebral cysticercosis ----------------- 68

141.心肌囊尾蚴病（猪）Myocardial cysticercosis of pig ----------------- 68

142.肥胖带绦虫成虫 Adult of *Taenia saginata* ----------------- 69

143.肥胖带绦虫头节（卡红染色）Scolex of *Taenia saginata* stained with camine ----------------- 70

144.肥胖带绦虫成节（卡红染色）Mature proglottids of *Taenia saginata* stained with camine ----------------- 70

145.肥胖带绦虫孕节（墨汁和卡红染色）Gravid proglottid of *Taenia saginata* stained with ink and camine ----------------- 70

146.牛囊尾蚴（卡红染色）*Cysticercus bovis* stained with camine ----------------- 71

147.微小膜壳绦虫成虫（卡红染色）Adult of *Hymenolepsis nana* stained with camine ----------------- 71

148.微小膜壳绦虫成虫头节（卡红染色）Scolex of *Hymenolepsis nana* stained with camine ----------------- 71

149.微小膜壳绦虫成节（卡红染色）Mature proglottids of *Hymenolepsis nana* stained with camine ----------------- 72

150.微小膜壳绦虫卵 Egg of *Hymenolepsis nana* ----------------- 72

151.带绦虫卵和微小膜壳绦虫卵 Eggs of tapeworm and *Hymenolepsis nana* ----------------- 72

152.细粒棘球绦虫成虫（卡红染色）Adult of *Echinococcus granulosus* stained with camine ----------------- 73

153.细粒棘球绦虫成虫头节（卡红染色）Scolex of *Echinococcus granulosus* stained with camine ----------------- 73

154.细粒棘球绦虫棘球蚴砂（卡红染色）Hydatid sand of *Echinococcus granulosus* stained with camine ----------------- 74

155.细粒棘球绦虫棘球蚴砂（卡红染色）Hydatid sand of *Echinococcus granulosus* stained with camine ----------------- 74

156.细粒棘球绦虫棘球蚴砂（卡红染色）Hydatid sand of *Echinococcus granulosus* stained with camine ----------------- 74

157.细粒棘球绦虫棘球蚴切片（苏木素-伊红染色）Section of hydatid cyst of *Echinococcus granulosus* (HE stain) ----- 74

158.细粒棘球绦虫生活史 Life cycle of *Echinococcus granulosus* ----------------- 75

159.肝棘球蚴 Hydatid cyst from liver ----------------- 76

160.肺棘球蚴病（羊）Pulmonary echinococcosis of sheep ----------------- 77

161.脑棘球蚴病 Cerebral echinococcosis ----------------- 77

162.犬复孔绦虫头节（卡红染色）Scolex of *Dipylidium caninum* stained with camine ----------------- 78

163.犬复孔绦虫成节（卡红染色）Mature proglottid of *Dipylidium caninum* stained with camine ----------------- 78

164.犬复孔绦虫孕节（卡红染色）Gravid proglottid of *Dipylidium caninum* stained with camine ----------------- 79

165.犬复孔绦虫储卵囊 Egg packet of *Dipylidium caninum* ----------------- 79

166. 似蚓蛔线虫（蛔虫）成虫 Adults of *Ascaris lumbricoides* -- 80

167. 蛔虫唇瓣（卡红染色）Lips of adult *Ascaris lumbricoides* stained with camine ----------------- 80

168. 蛔虫雄虫交合刺（卡红染色）Spicule of male *Ascaris lumbricoides* stained with camine ------ 80

169. 蛔虫受精卵 Fertilized egg of *Ascaris lumbricoides* --- 81

170. 蛔虫受精卵 Fertilized egg of *Ascaris lumbricoides* --- 81

171. 蛔虫未受精卵 Unfertilized egg of *Ascaris lumbricoides* -- 81

172. 蛔虫受精卵和未受精卵 Fertilized and unfertilized eggs of *Ascaris lumbricoides* --------------- 82

173. 蛔虫受精卵和未受精卵 Fertilized and unfertilized eggs of *Ascaris lumbricoides* --------------- 82

174. 脱蛋白膜蛔虫受精卵 Decorticated fertilized egg of *Ascaris lumbricoides* ----------------------- 82

175. 脱蛋白膜蛔虫受精卵 Decorticated fertilized egg of *Ascaris lumbricoides* ----------------------- 83

176. 感染期蛔虫卵 Infective egg of *Ascaris lumbricoides* --- 83

177. 感染期蛔虫卵 Infective egg of *Ascaris lumbricoides* --- 83

178. 蛔虫生活史 Life cycle of *Ascaris lumbricoides* -- 84

179. 胆道蛔虫病 Biliary ascariasis -- 85

180. 蛔虫性肠梗阻 Ascaris intestinal obstruction --- 85

181. 蛔虫侵入阑尾 *Ascaris lumbricoides* in appendix --- 86

182. 蛔虫侵入胰腺 *Ascaris lumbricoides* in pancreas --- 86

183. 毛首鞭形线虫（鞭虫）雌虫（卡红染色）Female worm of *Trichuris trichiura* stained with camine ------------ 87

184. 鞭虫雄虫（卡红染色）Male worm of *Trichuris trichiura* stained with camine------------------ 87

185. 鞭虫卵 Egg of *Trichuris trichiura* --- 88

186. 鞭虫卵 Egg of *Trichuris trichiura* --- 88

187. 鞭虫附着肠黏膜 Worms of *Trichuris trichiura* attached to intestinal mucosa -------------------- 89

188. 蠕形住肠线虫（蛲虫）成虫（卡红染色）Adults of *Enterobius vermicularis* stained with camine ----------- 90

189. 蛲虫头翼及咽管球（卡红染色）Cephalic alae and pharyngeal bulb of *Enterobius vermicularis* stained with camine -- 90

190. 蛲虫卵 Egg of *Enterobius vermicularis* -- 90

191. 蛲虫生活史 Life cycle of *Enterobius vermicularis* --- 91

192. 蛲虫寄生于盲肠切片（苏木素-伊红染色）Section of *Enterobius vermicularis* in cecum (HE stain) ------- 92

193. 十二指肠钩口线虫（卡红染色）Adults of *Ancylostoma duodenale* stained with camine ------- 92

194. 美洲板口线虫（卡红染色）Adults of *Necator americanus* stained with camine --------------- 92

195. 十二指肠钩口线虫口囊（卡红染色）Buccal capsule of *Ancylostoma duodenale* stained with camine ------- 93

196. 美洲板口线虫口囊（卡红染色）Buccal capsule of *Necator americanus* stained with camine ------- 93

197. 十二指肠钩口线虫交合伞（卡红染色）Copulatory bursa of *Ancylostoma duodenale* stained with camine ---------- 94

198. 美洲板口线虫交合伞（卡红染色）Copulatory bursa of *Necator americanus* stained with camine------ 94

199. 钩虫卵 Egg of hookworm -- 95

200. 钩虫卵 Egg of hookworm -- 95

201. 钩虫卵 Eggs of hookworm --- 95

202. 钩虫卵 Egg of hookworm -- 96

203. 钩虫卵 Eggs of hookworm --- 96

204. 蛔虫受精卵和钩虫卵 Fertilized egg of *Ascaris lumbricoides* and egg of hookworm ----------- 96

205. 钩虫生活史 Life cycle of hookworm --- 97

206. 钩虫咬附肠黏膜切片（苏木素-伊红染色）Section of hookworm attached to intestinal mucosa (HE stain) --------- 98

207. 钩虫咬附肠黏膜 Hookworms attached to intestinal mucosa--- 98

208. 钩蚴所致匐行疹 Creeping eruption caused by hookworm larvae --------------------------------------- 99

209. 旋毛形线虫（旋毛虫）雌虫（卡红染色）Female worm of *Trichinella spiralis* stained with camine ------------ 99

210. 旋毛虫雄虫（卡红染色）Male worm of *Trichinella spiralis* stained with camine --------------- 99

211. 旋毛虫雌虫子宫（卡红染色）Uterus of female worm of *Trichinella spiralis* stained with camine ----------- 100

212. 旋毛虫雄虫末端（卡红染色）Terminal of male worm of *Trichinella spiralis* stained with camine------ 100

213. 旋毛虫幼虫囊包（卡红染色）Encysted larva of *Trichinella spiralis* stained with carnine ⸺ 100

214. 旋毛虫幼虫囊包（卡红染色）Encysted larva of *Trichinella spiralis* stained with carnine ⸺ 100

215. 旋毛虫生活史 Life cycle of *Trichinella spiralis* ⸺ 101

216. 班氏吴策线虫成虫 Adult of *Wuchereria bancrofti* ⸺ 102

217. 班氏吴策线虫微丝蚴（梅氏苏木素染色）Microfilaria of *Wuchereria bancrofti* stained with Mayer's hematoxylin ⸺ 102

218. 马来布鲁线虫微丝蚴（梅氏苏木素染色）Microfilaria of *Brugia malayi* stained with Mayer's hematoxylin ⸺ 103

219. 马来布鲁线虫微丝蚴（梅氏苏木素染色）Microfilaria of *Brugia malayi* stained with Mayer's hematoxylin ⸺ 103

220. 丝虫生活史 Life cycle of filaria ⸺ 104

221. 阴囊象皮肿 Elephantiasis of the scrotum ⸺ 105

222. 下肢象皮肿 Elephantiasis of the lower limb ⸺ 105

223. 东方毛圆线虫卵 Eggs of *Trichostrongylus orientalis* ⸺ 106

224. 猪巨吻棘头虫棘头体（卡红染色）Acanthella of *Macracanthorhynchus hirudinaceus* stained with carnine ⸺ 106

225. 猪巨吻棘头虫寄生的猪小肠 Pig small intestine infected with *Macracanthorhynchus hirudinaceus* ⸺ 106

医学节肢动物 MEDICAL ARTHROPODS **107**

226. 全沟硬蜱雌虫 Female *Ixodes persulcatus* ⸺ 108

227. 波斯锐缘蜱 *Argas persicus* ⸺ 108

228. 地里纤恙螨幼虫 Larva of *Leptotrombidium deliense* ⸺ 109

229. 格氏血历螨雌虫 Female *Haemolaelaps glasgowi* ⸺ 109

230. 人疥螨 *Sarcoptes scabiei* ⸺ 110

231. 屋尘螨雄虫 Male *Dermatophagoides pteronyssinus* ⸺ 110

232. 毛囊蠕形螨 *Demodex folliculorum* ⸺ 111

233. 皮脂蠕形螨 *Demodex brevis* ⸺ 111

234. 中华按蚊 *Anopheles sinensis* ⸺ 112

235. 伯氏按蚊 *Anopheles pattoni* ⸺ 112

236. 致倦库蚊 *Culex fatigans quinquefasciatus* ⸺ 113

237. 白纹伊蚊 *Aedes albopictus* ⸺ 113

238. 蚊生活史 Life cycle of mosquito ⸺ 114

239. 舍蝇 *Musca domestica vicina* ⸺ 115

240. 大头金蝇 *Chrysomyia megacephala* ⸺ 115

241. 巨尾阿丽蝇 *Aldrichina grahami* ⸺ 116

242. 丝光绿蝇 *Lucilia sericata* ⸺ 116

243. 棕尾别麻蝇 *Boettcherisca peregrina* ⸺ 117

244. 厩腐蝇 *Muscina stabulans* ⸺ 117

245. 蝇生活史 Life cycle of fly ⸺ 118

246. 白蛉 Sandfly ⸺ 119

247. 印鼠客蚤 *Xenopsylla cheopis* ⸺ 119

248. 人体虱 *Pediculus humanus corporis* ⸺ 120

249. 耻阴虱 *Pthirus pubis* ⸺ 121

250. 人虱生活史 Life cycle of *Pediculus humanus* ⸺ 122

251. 温带臭虫 *Cimex lectularius* ⸺ 123

252. 美洲大蠊雄虫 Male *Periplaneta americana* ⸺ 124

参考文献 REFERENCES ⸺ 125

MEDICAL PROTOZOA

医学原虫

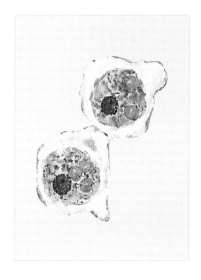

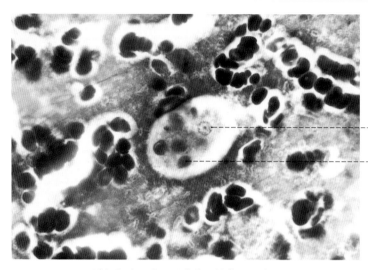

核
Nucleus

被吞噬的红细胞
Ingested red blood cell

1.溶组织内阿米巴滋养体（铁苏木素染色）
Entamoeba histolytica trophozoite stained with iron hematoxylin

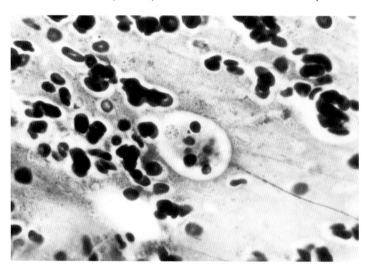

2.溶组织内阿米巴滋养体（铁苏木素染色）
Entamoeba histolytica trophozoite stained with iron hematoxylin

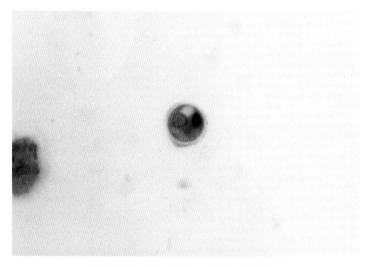

3.溶组织内阿米巴包囊（铁苏木素染色）
Entamoeba histolytica cyst stained with iron hematoxylin

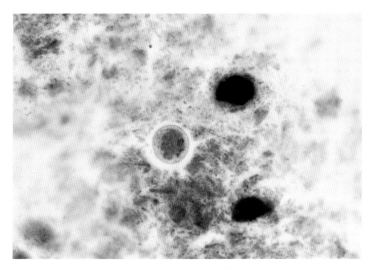

4.溶组织内阿米巴包囊（铁苏木素染色）
Entamoeba histolytica cyst stained with iron hematoxylin

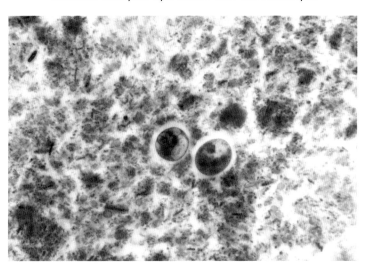

5.溶组织内阿米巴包囊（铁苏木素染色）
Entamoeba histolytica cysts stained with iron hematoxylin

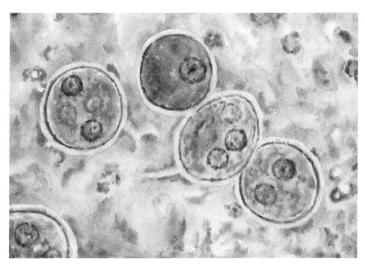

6.溶组织内阿米巴包囊（碘染色）
Entamoeba histolytica cysts stained with iodine

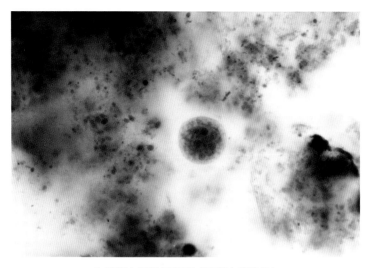

7.结肠内阿米巴包囊（铁苏木素染色）
Entamoeba coli cyst stained with iron hematoxylin

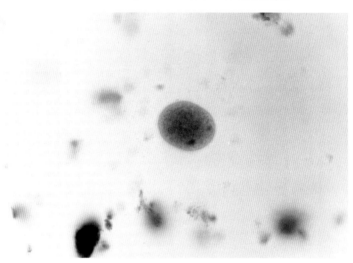

8.结肠内阿米巴包囊（铁苏木素染色）
Entamoeba coli cyst stained with iron hematoxylin

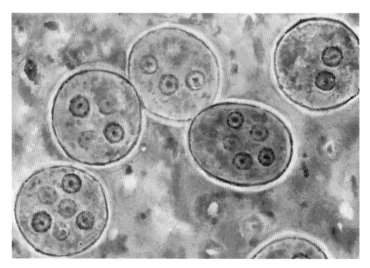

9.结肠内阿米巴包囊（碘染色）
Entamoeba coli cysts stained with iodine

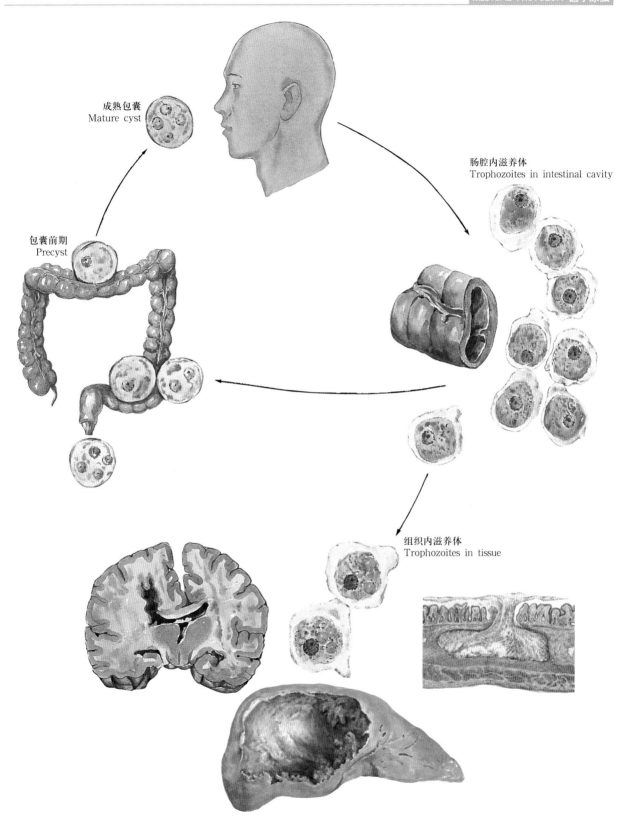

10.溶组织内阿米巴生活史
Life cycle of *Entamoeba histolytica*

成熟包囊
Mature cyst

包囊前期
Precyst

肠腔内滋养体
Trophozoites in intestinal cavity

组织内滋养体
Trophozoites in tissue

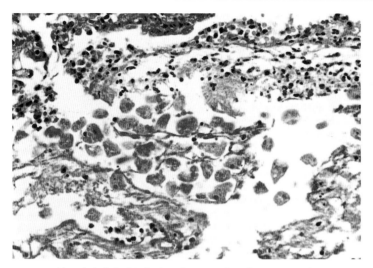

11.结肠溃疡中的溶组织内阿米巴滋养体（苏木素-伊红染色）
Entamoeba histolytica trophozoites in ulcer of colon (HE stain)

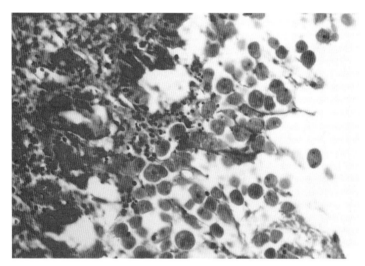

12.结肠溃疡中的溶组织内阿米巴滋养体（苏木素-伊红染色）
Entamoeba histolytica trophozoites in ulcer of colon (HE stain)

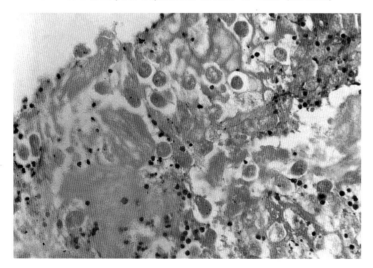

13.结肠溃疡中的溶组织内阿米巴滋养体（苏木素-伊红染色）
Entamoeba histolytica trophozoite in ulcer of colon (HE stain)

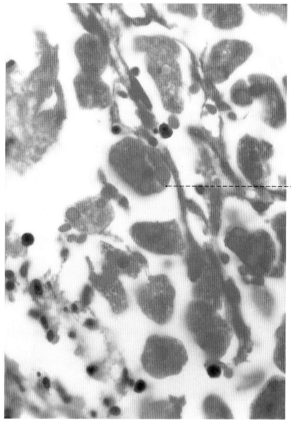

滋养体
Trophozoite

14. 结肠溃疡中的溶组织内阿米巴滋养体（苏木素 - 伊红染色）
Entamoeba histolytica trophozoites in ulcer of colon (HE stain)

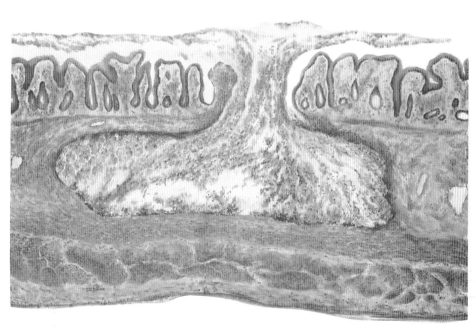

15. 阿米巴结肠溃疡（苏木素 - 伊红染色）
Amebic ulcer of colon (HE stain)

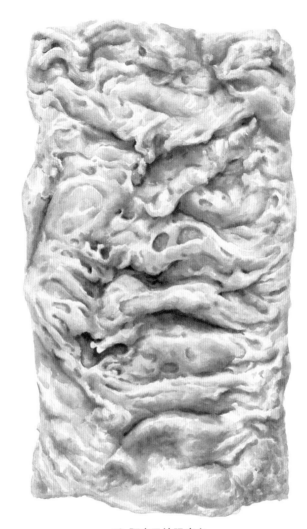

16.阿米巴结肠病变
Amebic lesion of colon

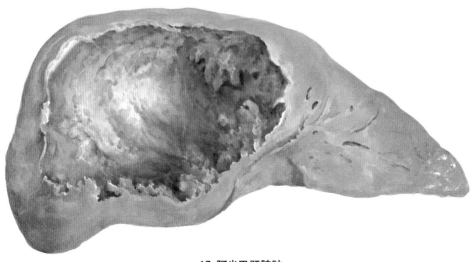

17.阿米巴肝脓肿
Amebic liver abscess

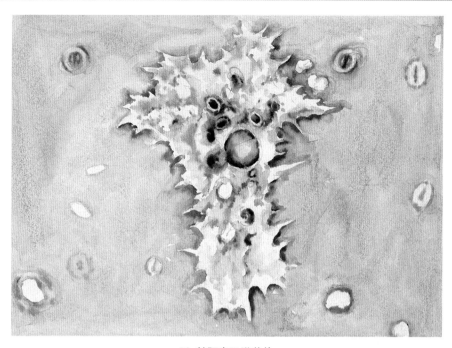

18. 棘阿米巴滋养体
Acanthamoeba sp. trophozoite

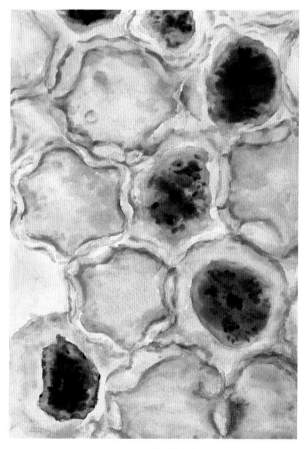

19. 棘阿米巴包囊
Acanthamoeba sp. cysts

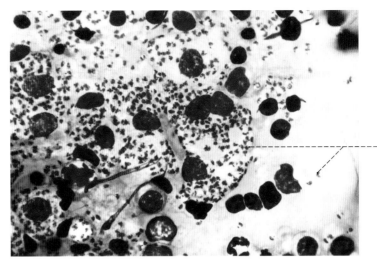

无鞭毛体
Amastigotes

20.杜氏利什曼原虫无鞭毛体（吉姆萨染色）
Leishmania donovani amastigotes stained with Giemsa

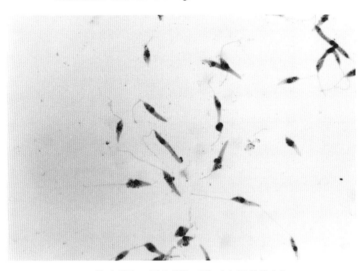

21.杜氏利什曼原虫前鞭毛体（吉姆萨染色）
Leishmania donovani promastigotes stained with Giemsa

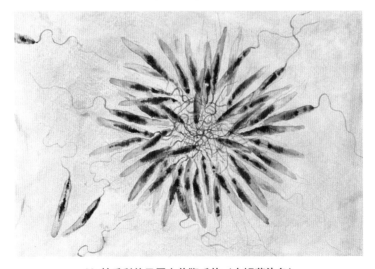

22.杜氏利什曼原虫前鞭毛体（吉姆萨染色）
Leishmania donovani promastigotes stained with Giemsa

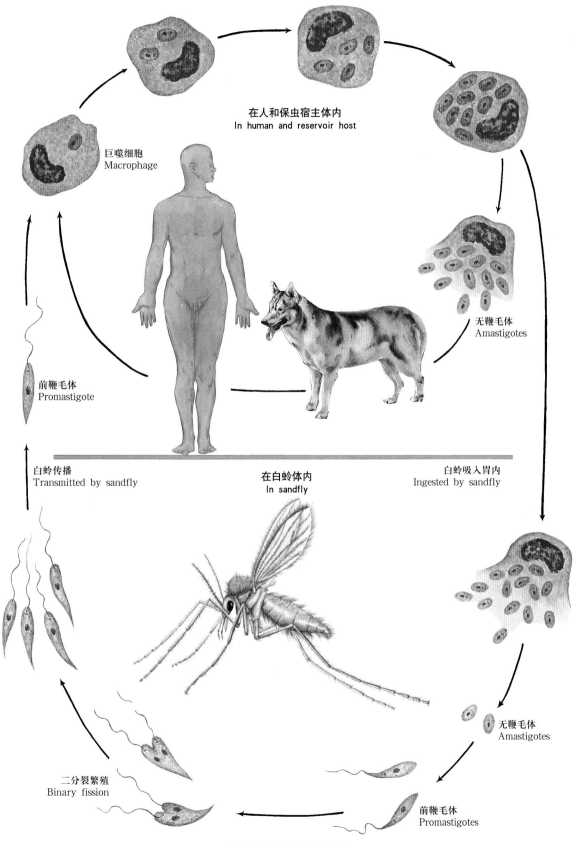

在人和保虫宿主体内
In human and reservoir host

巨噬细胞
Macrophage

无鞭毛体
Amastigotes

前鞭毛体
Promastigote

白蛉传播
Transmitted by sandfly

在白蛉体内
In sandfly

白蛉吸入胃内
Ingested by sandfly

无鞭毛体
Amastigotes

二分裂繁殖
Binary fission

前鞭毛体
Promastigotes

23.杜氏利什曼原虫生活史
Life cycle of *Leishmania donovani*

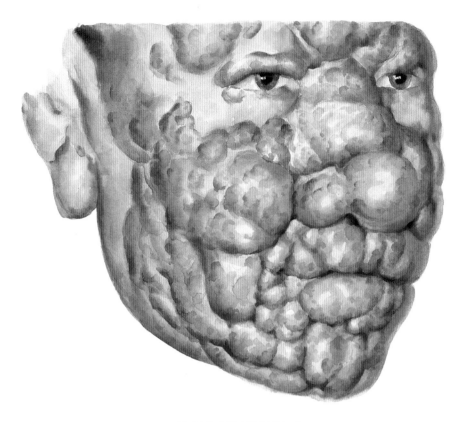

24.黑热病后皮肤利什曼病
Post kala-azar dermal leishmaniasis

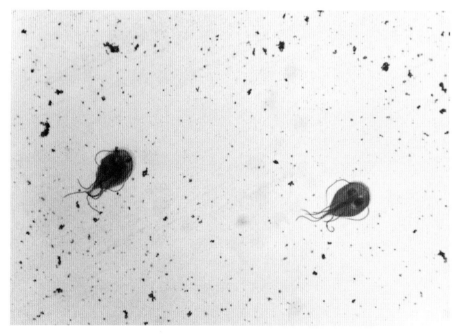

25.蓝氏贾第鞭毛虫滋养体（瑞氏染色）
Giardia lamblia trophozoites stained with Wright

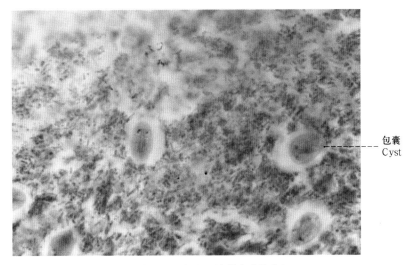

包囊
Cyst

26.蓝氏贾第鞭毛虫包囊（铁苏木素染色）
Giardia lamblia cysts stained with iron hematoxylin

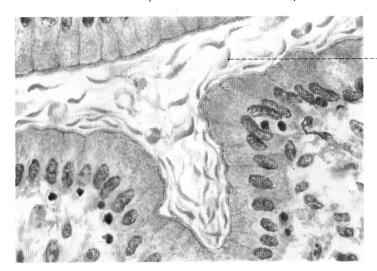

蓝氏贾第鞭毛虫滋养体
Giardia lamblia
trophozoite

27.贾第虫病肠切片（苏木素-伊红染色）
Section of bowel tissue of giardiasis (HE stain)

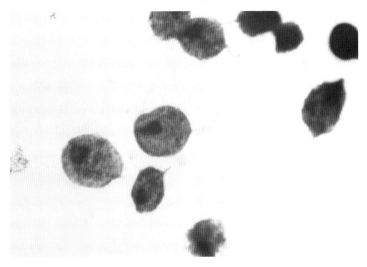

28.阴道毛滴虫（吉姆萨染色）
Trichomonas vaginalis stained with Giemsa

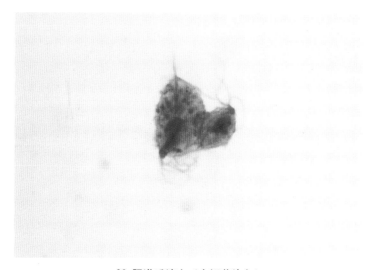

29.阴道毛滴虫（吉姆萨染色）
Trichomonas vaginalis stained with Giemsa

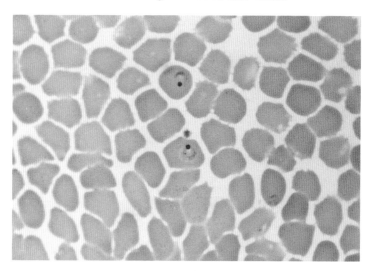

30.间日疟原虫环状体（吉姆萨染色）
Ring forms of *Plasmodium vivax* stained with Giemsa

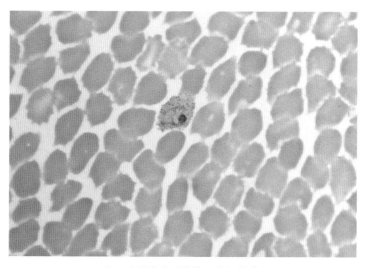

31.间日疟原虫大滋养体（吉姆萨染色）
Trophozoite of *Plasmodium vivax* stained with Giemsa

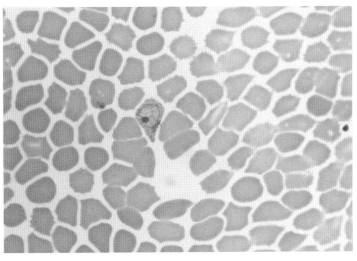

32.间日疟原虫大滋养体（吉姆萨染色）
Trophozoite of *Plasmodium vivax* stained with Giemsa

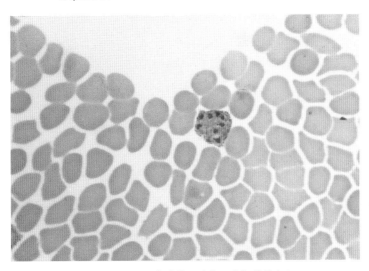

33.间日疟原虫未成熟裂殖体（吉姆萨染色）
Immature schizont of *Plasmodium vivax* stained with Giemsa

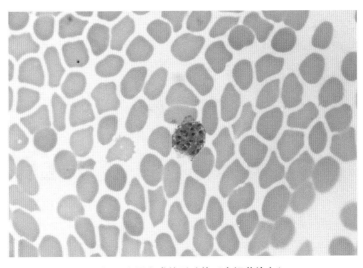

34.间日疟原虫成熟裂殖体（吉姆萨染色）
Mature schizont of *Plasmodium vivax* stained with Giemsa

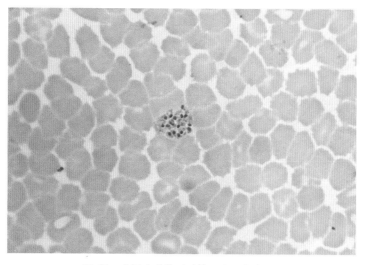

35.间日疟原虫成熟裂殖体（吉姆萨染色）
Mature schizont of *Plasmodium vivax* stained with Giemsa

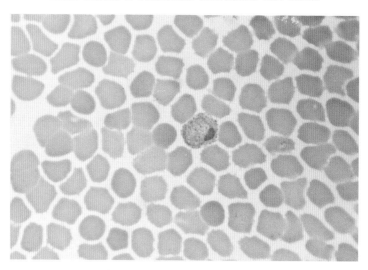

36.间日疟原虫雌配子体（吉姆萨染色）
Macrogametocyte of *Plasmodium vivax* stained with Giemsa

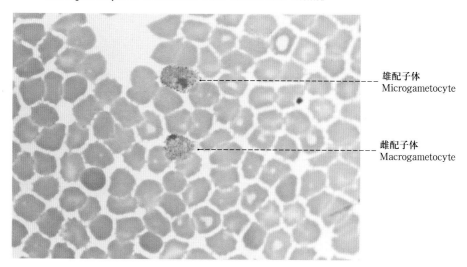

雄配子体
Microgametocyte

雌配子体
Macrogametocyte

37.间日疟原虫配子体（吉姆萨染色）
Gametocytes of *Plasmodium vivax* stained with Giemsa

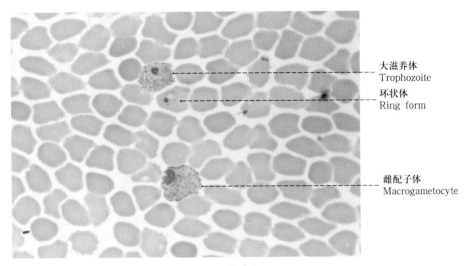

大滋养体
Trophozoite

环状体
Ring form

雌配子体
Macrogametocyte

38.间日疟原虫（吉姆萨染色）
Plasmodium vivax stained with Giemsa

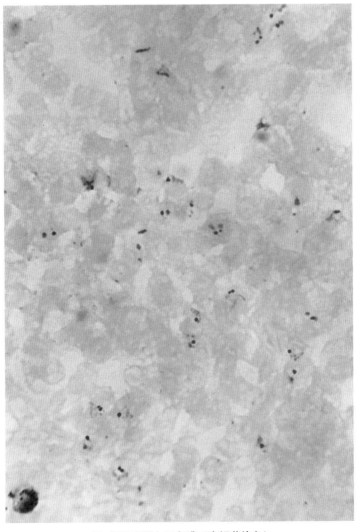

39.间日疟原虫厚血膜（吉姆萨染色）
Thick blood film of *Plasmodium vivax* stained with Giemsa

17

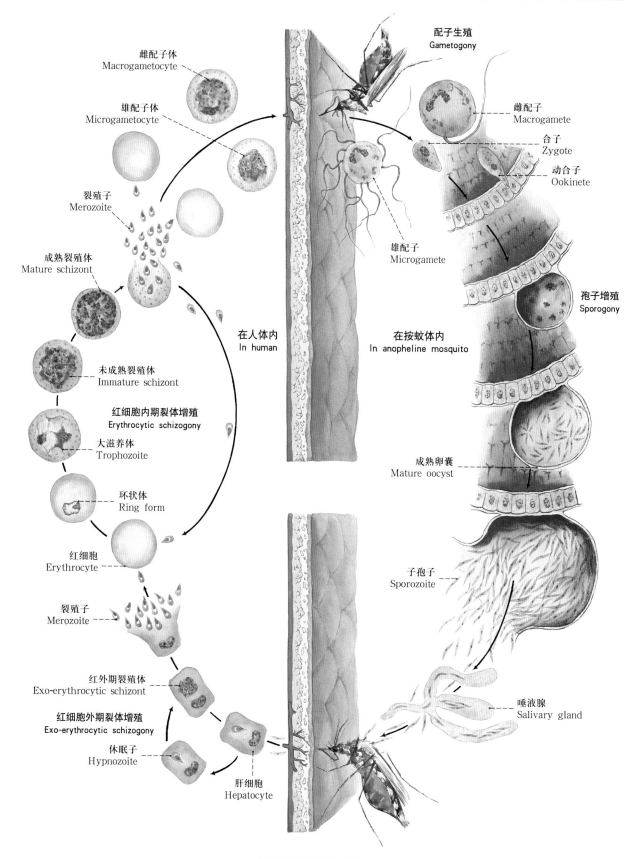

雌配子体
Macrogametocyte

雄配子体
Microgametocyte

裂殖子
Merozoite

成熟裂殖体
Mature schizont

未成熟裂殖体
Immature schizont

红细胞内期裂体增殖
Erythrocytic schizogony

大滋养体
Trophozoite

环状体
Ring form

红细胞
Erythrocyte

裂殖子
Merozoite

红外期裂殖体
Exo-erythrocytic schizont

红细胞外期裂体增殖
Exo-erythrocytic schizogony

休眠子
Hypnozoite

肝细胞
Hepatocyte

在人体内
In human

配子生殖
Gametogony

雌配子
Macrogamete

合子
Zygote

动合子
Ookinete

雄配子
Microgamete

孢子增殖
Sporogony

在按蚊体内
In anopheline mosquito

成熟卵囊
Mature oocyst

子孢子
Sporozoite

唾液腺
Salivary gland

40.间日疟原虫生活史
Life cycle of *Plasmodium vivax*

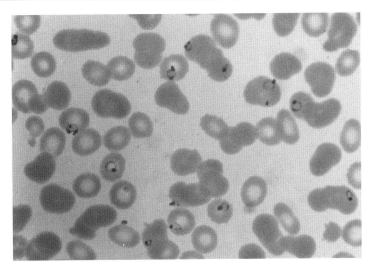

41.恶性疟原虫环状体（吉姆萨染色）
Ring forms of *Plasmodium falciparum* stained with Giemsa

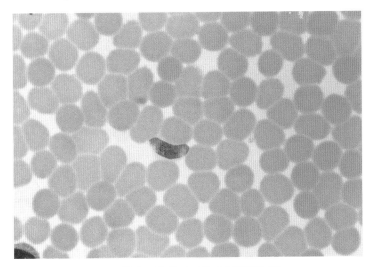

42.恶性疟原虫雄配子体（吉姆萨染色）
Microgametocyte of *Plasmodium falciparum* stained with Giemsa

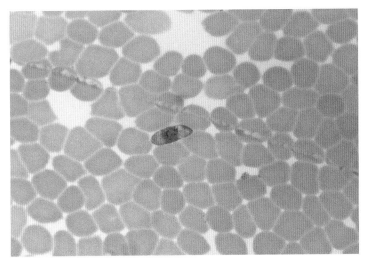

43.恶性疟原虫雄配子体（吉姆萨染色）
Microgametocyte of *Plasmodium falciparum* stained with Giemsa

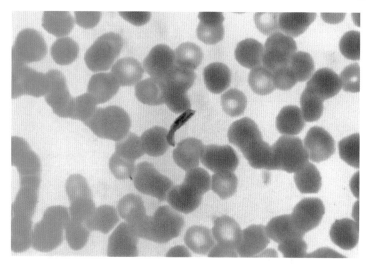

44.恶性疟原虫雌配子体（吉姆萨染色）
Macrogametocyte of *Plasmodium falciparum* stained with Giemsa

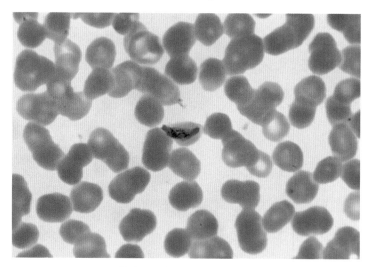

45.恶性疟原虫雌配子体（吉姆萨染色）
Macrogametocyte of *Plasmodium falciparum* stained with Giemsa

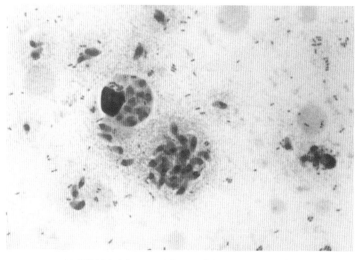

46.刚地弓形虫（弓形虫）滋养体（吉姆萨染色）
Toxoplasma gondii trophozoites stained with Giemsa

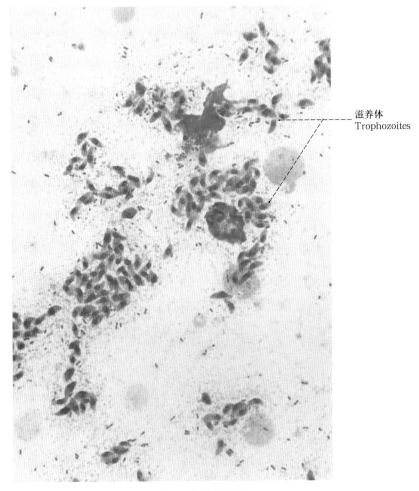

滋养体
Trophozoites

47. 弓形虫滋养体（吉姆萨染色）
Toxoplasma gondii trophozoites stained with Giemsa

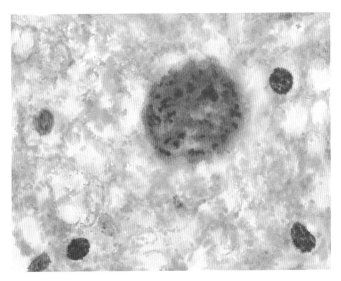

48. 脑组织中的弓形虫包囊（吉姆萨染色）
Toxoplasma gondii cyst in brain stained with Giemsa

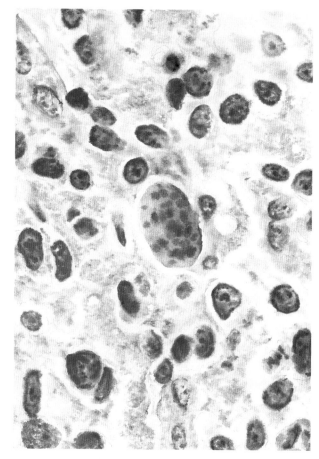

49.淋巴结中的弓形虫假包囊（吉姆萨染色）
Toxoplasma gondii pseudocyst in lymph node stained with Giemsa

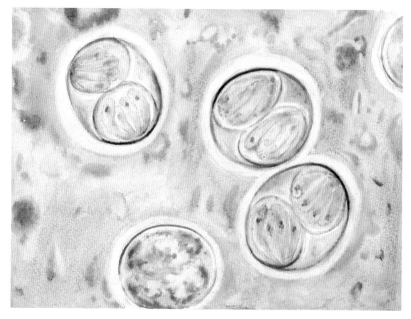

50.弓形虫卵囊
Toxoplasma gondii oocysts

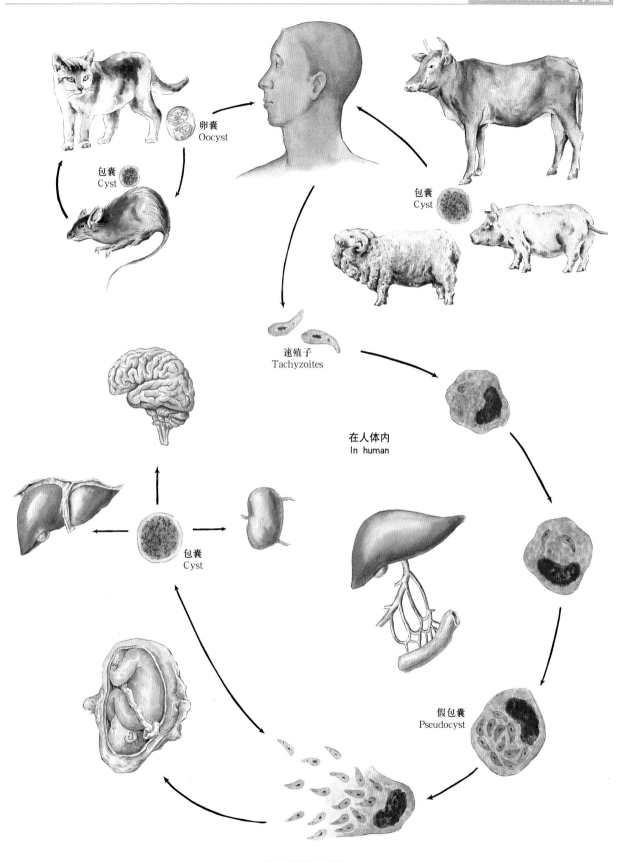

卵囊
Oocyst

包囊
Cyst

包囊
Cyst

速殖子
Tachyzoites

在人体内
In human

包囊
Cyst

假包囊
Pseudocyst

51.弓形虫生活史
Life cycle of *Toxoplasma gondii*

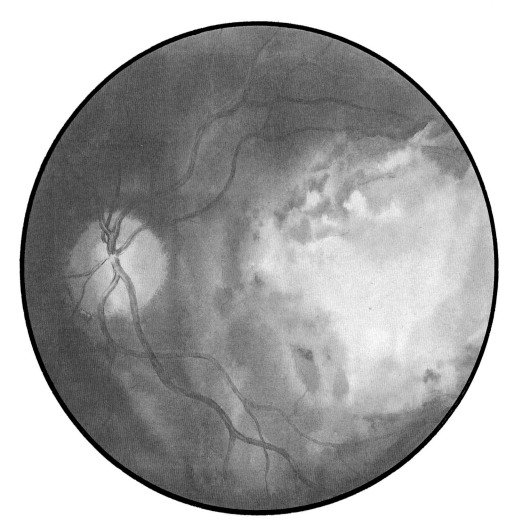

52. 弓形虫眼病（视网膜脉络膜炎）
Ocular toxoplasmosis（retinochoroiditis）

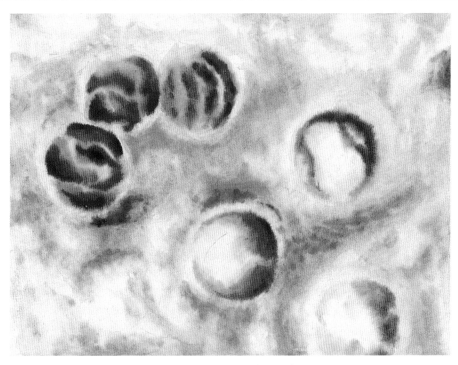

53.隐孢子虫卵囊（改良抗酸染色）
Cryptosporidium sp.oocysts；modified acid-fast stain

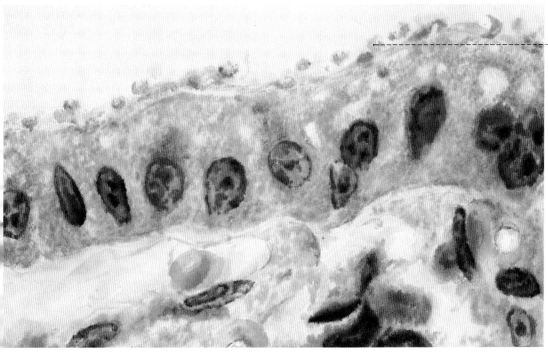

隐孢子虫
Cryptosporidium sp.

54.隐孢子虫病肠切片（苏木素-伊红染色）
Section of bowel tissue of cryptosporidiasis (HE stain)

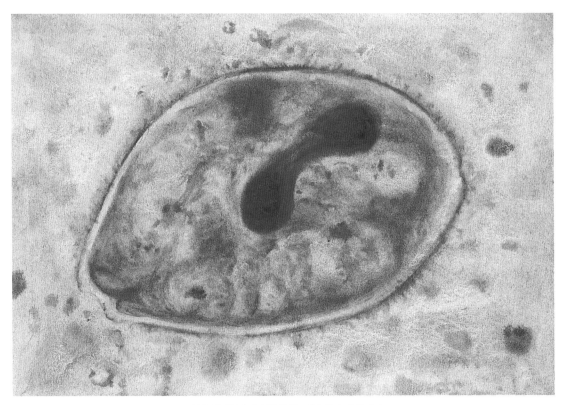

55.结肠小袋纤毛虫滋养体（铁苏木素染色）
Balantidium coli trophozoite stained with iron hematoxylin

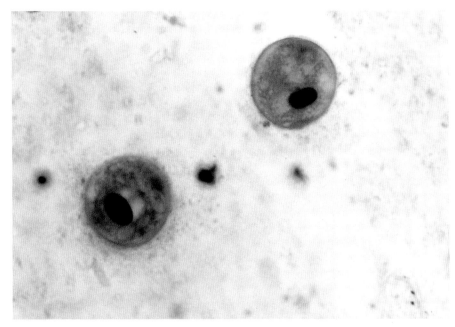

56.结肠小袋纤毛虫包囊（铁苏木素染色）
Balantidium coli cysts stained with iron hematoxylin

MEDICAL HELMINTHS
医学蠕虫

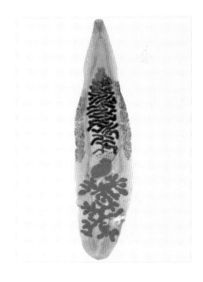

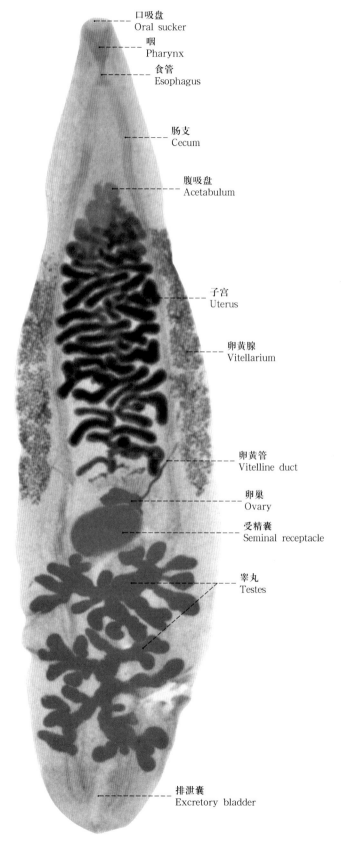

口吸盘
Oral sucker

咽
Pharynx

食管
Esophagus

肠支
Cecum

腹吸盘
Acetabulum

子宫
Uterus

卵黄腺
Vitellarium

卵黄管
Vitelline duct

卵巢
Ovary

受精囊
Seminal receptacle

睾丸
Testes

排泄囊
Excretory bladder

57.华支睾吸虫（肝吸虫）成虫（卡红染色）
Adult of *Clonorchis sinensis* stained with camine

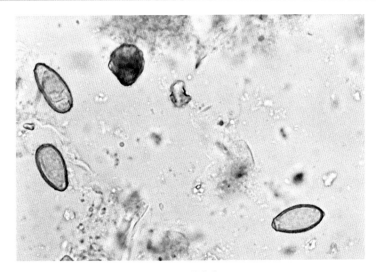

58.肝吸虫卵
Eggs of *Clonorchis sinensis*

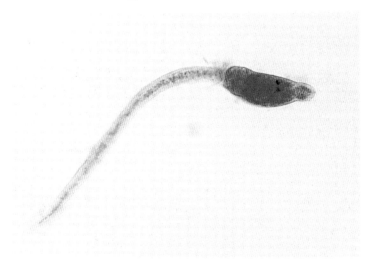

59.肝吸虫尾蚴（卡红染色）
Cercaria of *Clonorchis sinensis* stained with camine

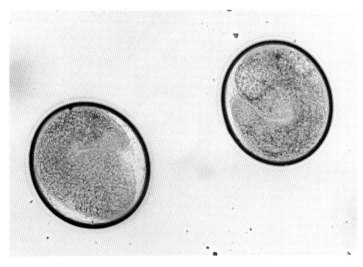

60.肝吸虫囊蚴
Encysted metacercariae of *Clonorchis sinensis*

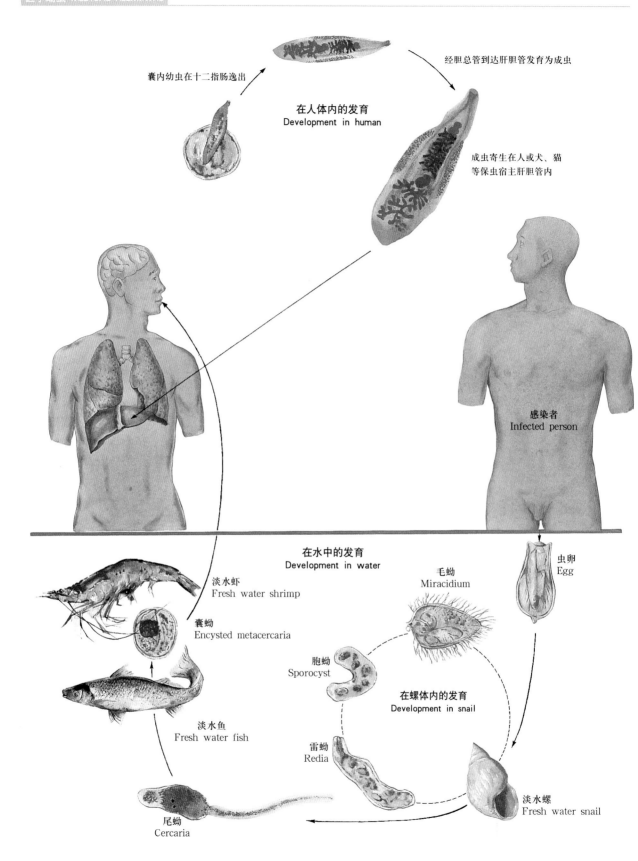

囊内幼虫在十二指肠逸出

经胆总管到达肝胆管发育为成虫

在人体内的发育
Development in human

成虫寄生在人或犬、猫
等保虫宿主肝胆管内

感染者
Infected person

在水中的发育
Development in water

淡水虾
Fresh water shrimp

囊蚴
Encysted metacercaria

毛蚴
Miracidium

虫卵
Egg

胞蚴
Sporocyst

淡水鱼
Fresh water fish

在螺体内的发育
Development in snail

雷蚴
Redia

尾蚴
Cercaria

淡水螺
Fresh water snail

61.肝吸虫生活史
Life cycle of *Clonorchis sinensis*

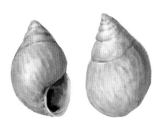

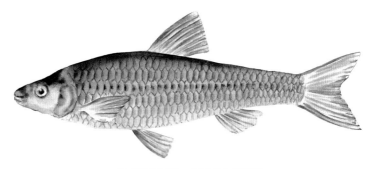

62.肝吸虫第一中间宿主纹沼螺
Parafossarulus striatulus, the first intermediate host of *Clonorchis sinensis*

63.肝吸虫第二中间宿主麦穗鱼
Pseudorasbora parva, the second intermediate host of *Clonorchis sinensis*

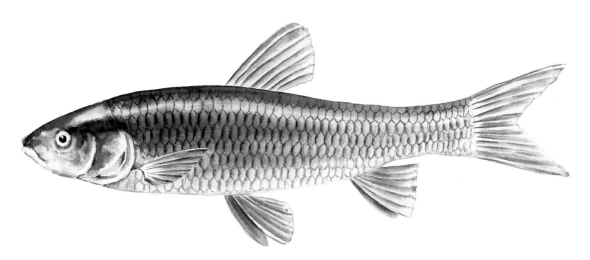

64.肝吸虫第二中间宿主青鱼（黑鲩）
Mylopharyngodon piceus, the second intermediate host of *Clonorchis sinensis*

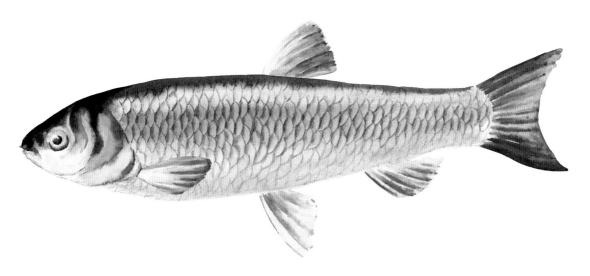

65.肝吸虫第二中间宿主草鱼（白鲩）
Ctenopharyngodon idellus, the second intermediate host of *Clonorchis sinensis*

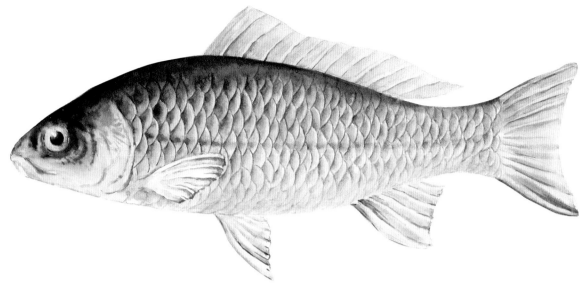

66.肝吸虫第二中间宿主鲤鱼
Cyprinus carpio, the second intermediate host of *Clonorchis sinensis*

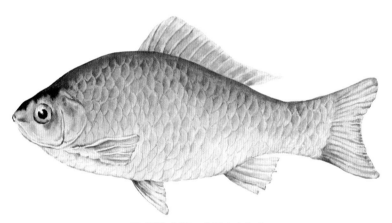

67.肝吸虫第二中间宿主鲫鱼
Carassius auratus, the second intermediate host of *Clonorchis sinensis*

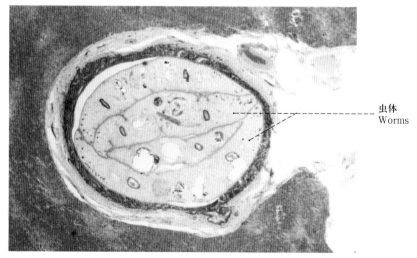

虫体
Worms

68.肝吸虫成虫寄生的肝胆管切片（苏木素-伊红染色）
Section of adults of *Clonorchis sinensis* in hepatic duct (HE stain)

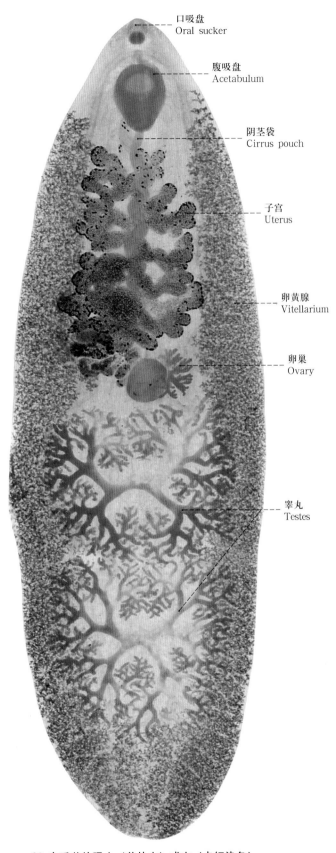

口吸盘
Oral sucker

腹吸盘
Acetabulum

阴茎袋
Cirrus pouch

子宫
Uterus

卵黄腺
Vitellarium

卵巢
Ovary

睾丸
Testes

69.布氏姜片吸虫（姜片虫）成虫（卡红染色）
Adult of *Fasciolopsis buski* stained with carmine

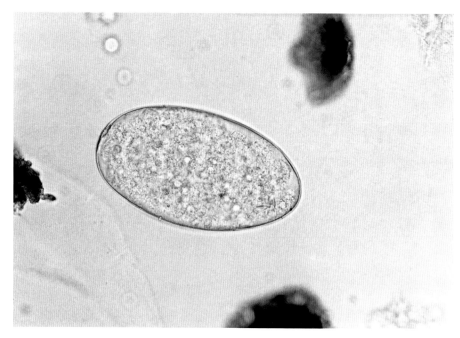

70.姜片虫卵
Egg of *Fasciolopsis buski*

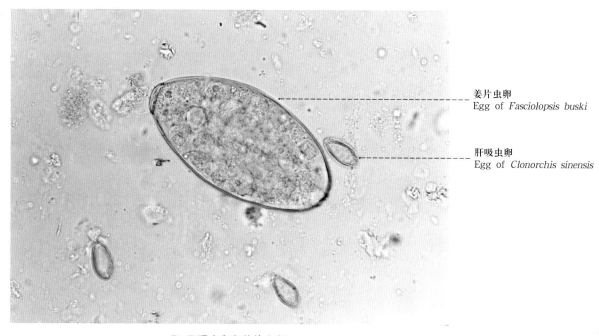

姜片虫卵
Egg of *Fasciolopsis buski*

肝吸虫卵
Egg of *Clonorchis sinensis*

71.肝吸虫卵和姜片虫卵
Eggs of *Clonorchis sinensis* and *Fasciolopsis buski*

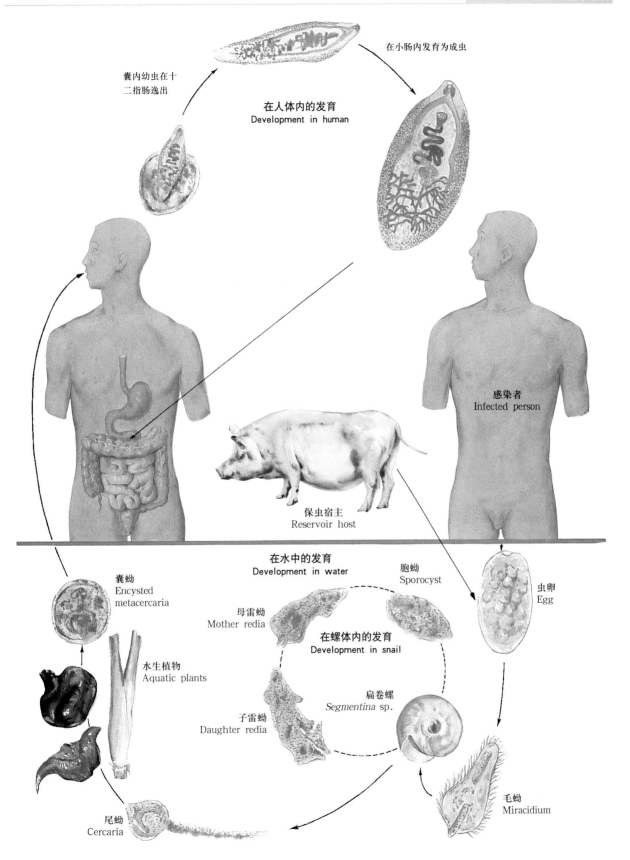

囊内幼虫在十
二指肠逸出

在小肠内发育为成虫

在人体内的发育
Development in human

感染者
Infected person

保虫宿主
Reservoir host

在水中的发育
Development in water

囊蚴
Encysted
metacercaria

胞蚴
Sporocyst

虫卵
Egg

母雷蚴
Mother redia

水生植物
Aquatic plants

在螺体内的发育
Development in snail

扁卷螺
Segmentina sp.

子雷蚴
Daughter redia

尾蚴
Cercaria

毛蚴
Miracidium

72. 姜片虫生活史
Life cycle of *Fasciolopsis buski*

35

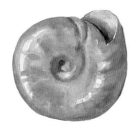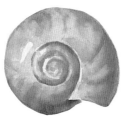

73.姜片虫中间宿主扁卷螺
Segmentina sp., intermediate host of *Fasciolopsis buski*

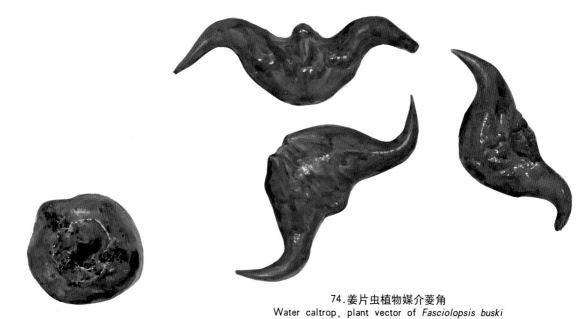

74.姜片虫植物媒介菱角
Water caltrop, plant vector of *Fasciolopsis buski*

75.姜片虫植物媒介荸荠
Water chestnut, plant vector of *Fasciolopsis buski*

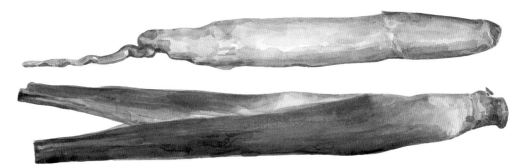

76.姜片虫植物媒介茭白
Water bamboo, plant vector of *Fasciolopsis buski*

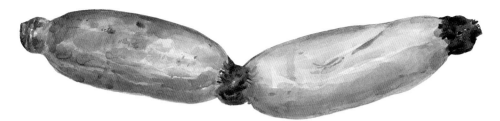

77.姜片虫植物媒介莲藕
Lotus root, plant vector of *Fasciolopsis buski*

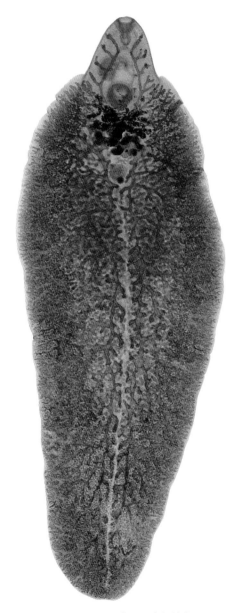

78.肝片形吸虫成虫（卡红染色）
Adult of *Fasciola hepatica* stained with camine

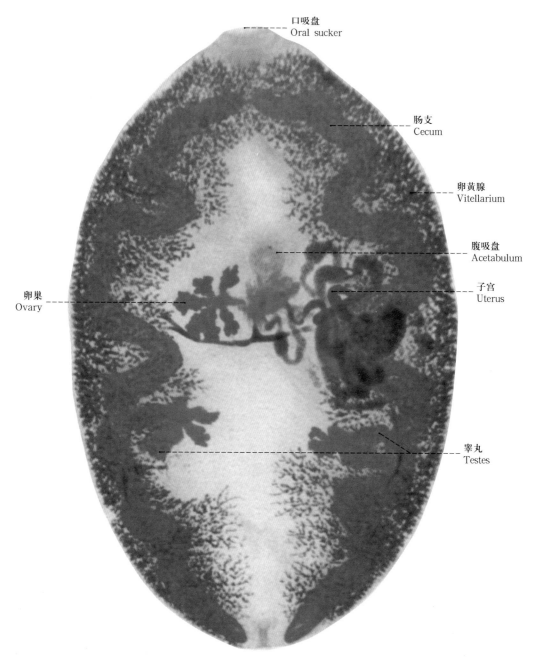

口吸盘
Oral sucker

肠支
Cecum

卵黄腺
Vitellarium

腹吸盘
Acetabulum

子宫
Uterus

卵巢
Ovary

睾丸
Testes

79.卫氏并殖吸虫成虫（卡红染色）
Adult of *Paragonimus westermani* stained with camine

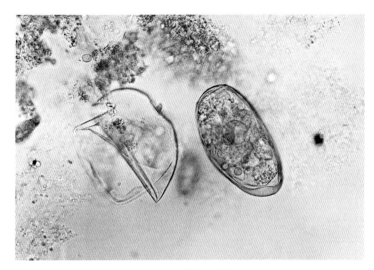

80.卫氏并殖吸虫卵
Egg of *Paragonimus westermani*

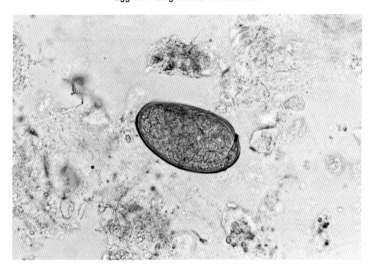

81.卫氏并殖吸虫卵
Egg of *Paragonimus westermani*

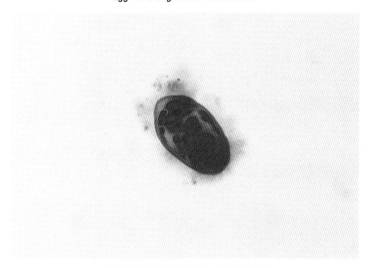

82.卫氏并殖吸虫毛蚴（卡红染色）
Miracidium of *Paragonimus westermani* stained with camine

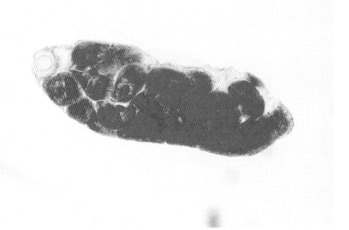

83.卫氏并殖吸虫子雷蚴（卡红染色）
Daughter redia of *Paragonimus westermani* stained with camine

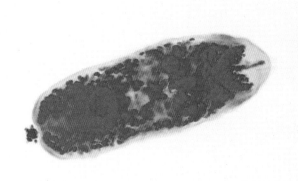

84.卫氏并殖吸虫尾蚴（卡红染色）
Cercaria of *Paragonimus westermani* stained with camine

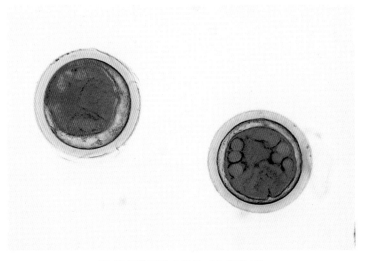

85.卫氏并殖吸虫囊蚴（卡红染色）
Encysted metacercariae of *Paragonimus westermani* stained with camine

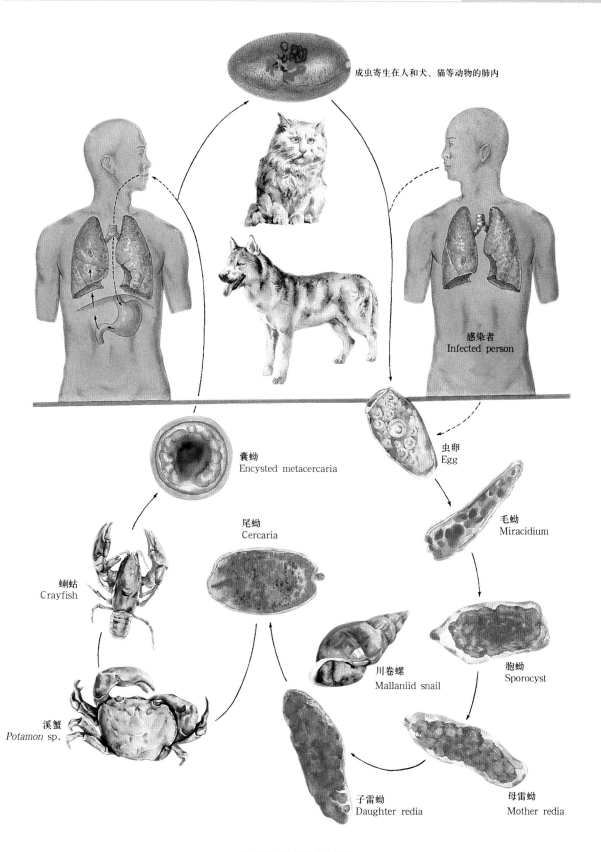

成虫寄生在人和犬、猫等动物的肺内

感染者
Infected person

虫卵
Egg

囊蚴
Encysted metacercaria

尾蚴
Cercaria

毛蚴
Miracidium

蝲蛄
Crayfish

川卷螺
Mallaniid snail

胞蚴
Sporocyst

溪蟹
Potamon sp.

子雷蚴
Daughter redia

母雷蚴
Mother redia

86.卫氏并殖吸虫生活史
Life cycle of *Paragonimus westermani*

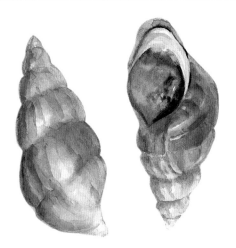

87.卫氏并殖吸虫第一中间宿主川卷螺
Mallaniid snails, the first intermediate host of *Paragonimus westermani*

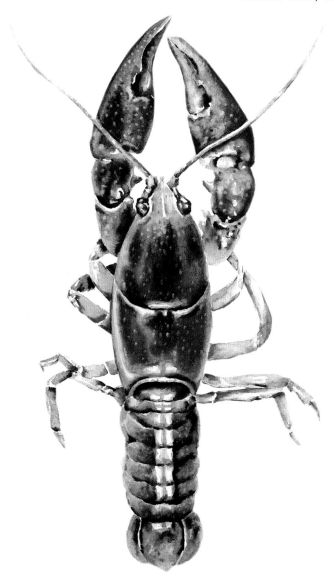

88.卫氏并殖吸虫第二中间宿主蝲蛄
Crayfish, the second intermediate host of *Paragonimus westermani*

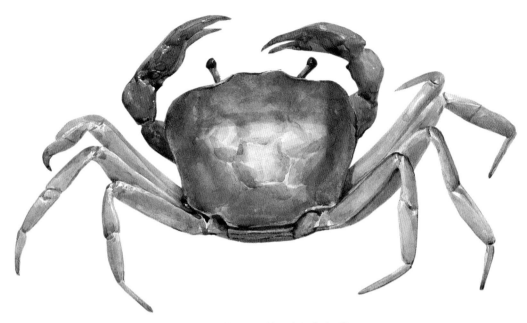

89.卫氏并殖吸虫第二中间宿主溪蟹
Potamon sp., the second intermediate host of *Paragonimus westermani*

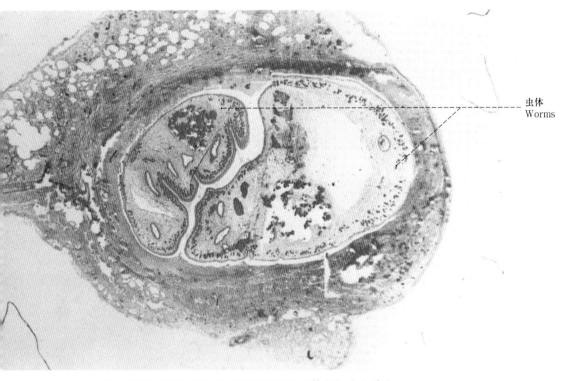

虫体
Worms

90.卫氏并殖吸虫成虫寄生的肺组织切片（苏木素-伊红染色）
Section of adults of *Paragonimus westermani* in lung tissue (HE stain)

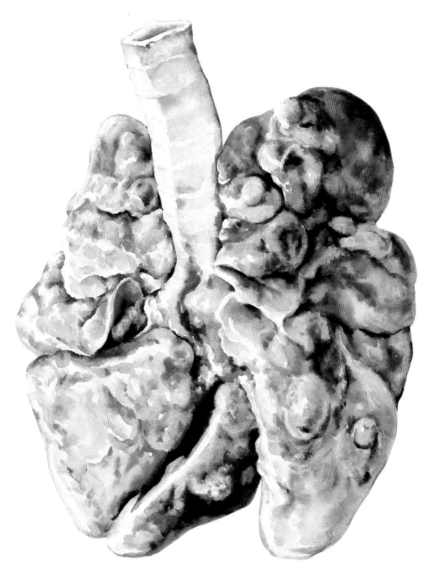

91.卫氏并殖吸虫寄生的犬肺
Dog lung infected with *Paragonimus westermani*

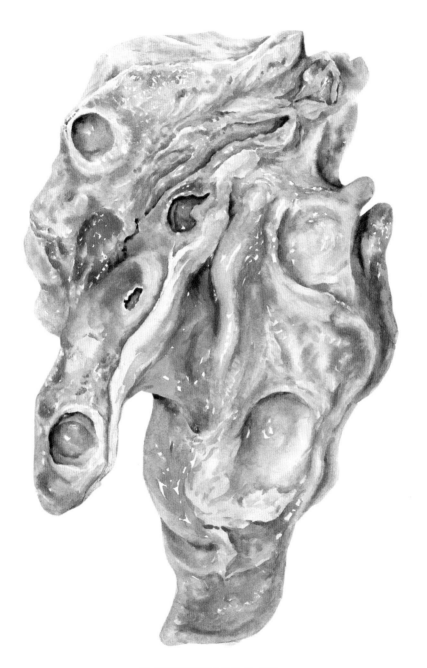

92.卫氏并殖吸虫寄生的犬肺
Dog lung infected with *Paragonimus westermani*

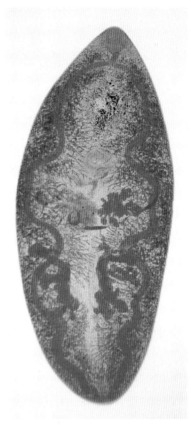

93.斯氏狸殖吸虫成虫（卡红染色）
Adult of *Pagumogonimus skrjabini* stained with camine

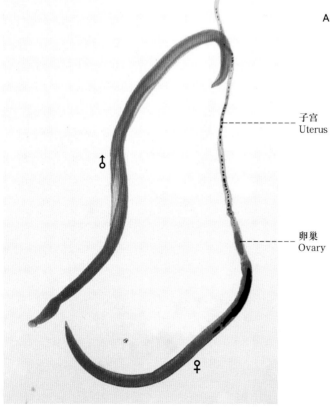

子宫
Uterus

卵巢
Ovary

94.日本血吸虫成虫（卡红染色）
Adults of *Schistosoma japonicum* stained with camine

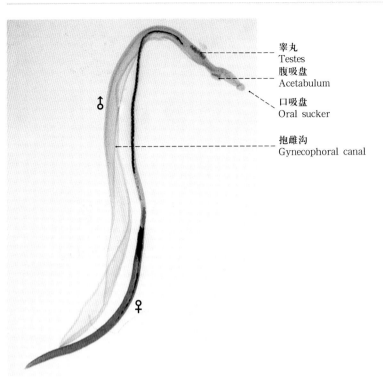

睾丸
Testes
腹吸盘
Acetabulum
口吸盘
Oral sucker

抱雌沟
Gynecophoral canal

♂

♀

95.日本血吸虫成虫雌雄合抱（卡红染色）
Adults of *Schistosoma japonicum*, female and male
in copula stained with camine

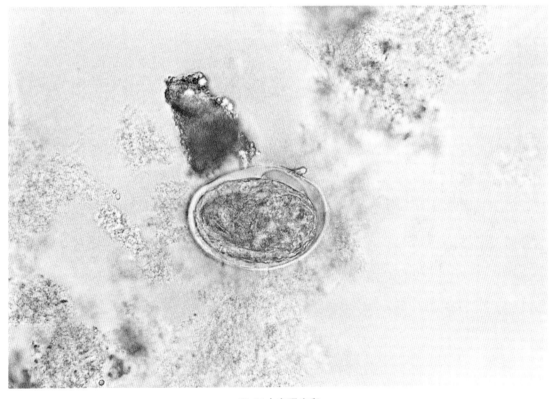

96.日本血吸虫卵
Egg of *Schistosoma japonicum*

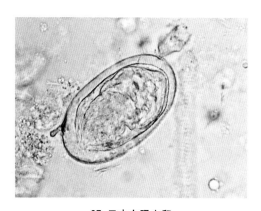

97．日本血吸虫卵
Egg of *Schistosoma japonicum*

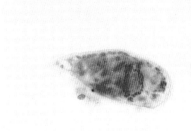

98．日本血吸虫毛蚴（卡红染色）
Miracidium of *Schistosoma japonicum* stained with camine

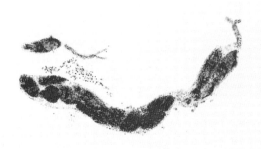

99．日本血吸虫子胞蚴（卡红染色）
Daughter sporocyst of *Schistosoma japonicum* stained with camine

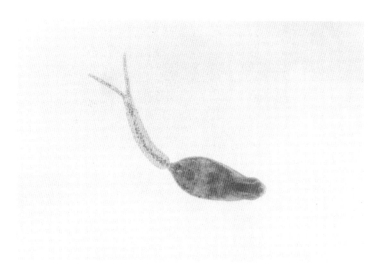

100．日本血吸虫尾蚴 （卡红染色）
Cercaria of *Schistosoma japonicum* stained with camine

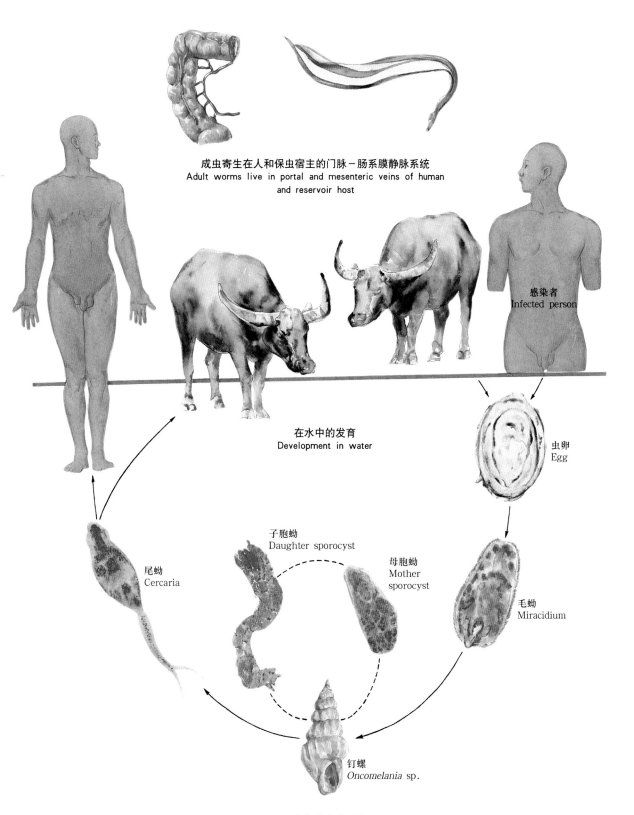

成虫寄生在人和保虫宿主的门脉－肠系膜静脉系统
Adult worms live in portal and mesenteric veins of human
and reservoir host

感染者
Infected person

在水中的发育
Development in water

虫卵
Egg

子胞蚴
Daughter sporocyst

母胞蚴
Mother
sporocyst

尾蚴
Cercaria

毛蚴
Miracidium

钉螺
Oncomelania sp.

101.日本血吸虫生活史
Life cycle of *Schistosoma japonicum*

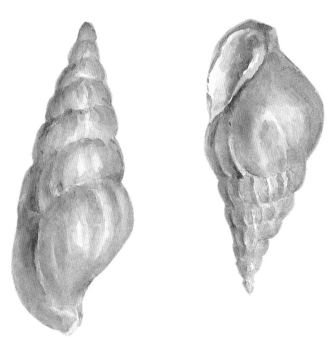

102.日本血吸虫中间宿主钉螺
Oncomelania sp., the intermediate host of *Schistosoma japonicum*

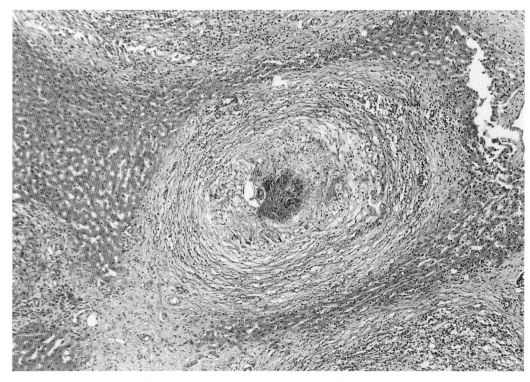

103.肝组织内的日本血吸虫虫卵肉芽肿切片（苏木素-伊红染色）
Section of egg granuloma of *Schistosoma japonicum* in liver tissue (HE stain)

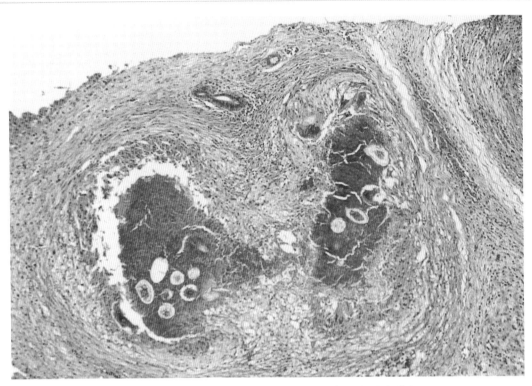

104.肝组织内的日本血吸虫虫卵肉芽肿切片（苏木素-伊红染色）
Section of egg granuloma of *Schistosoma japonicum* in liver tissue（HE stain）

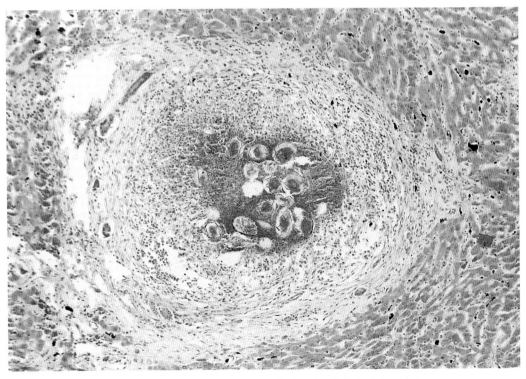

105.肝组织内的日本血吸虫虫卵肉芽肿切片（苏木素-伊红染色）
Section of egg granuloma of *Schistosoma japonicum* in liver tissue（HE stain）

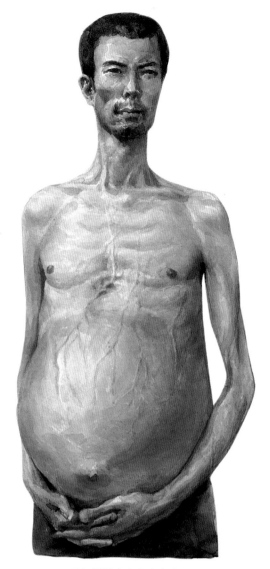

106.慢性血吸虫病患者
Patient with chronic schistosomiasis

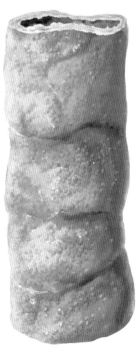

107.血吸虫病肠病变（兔）
Rabbit intestinal lesions in schistosomiasis

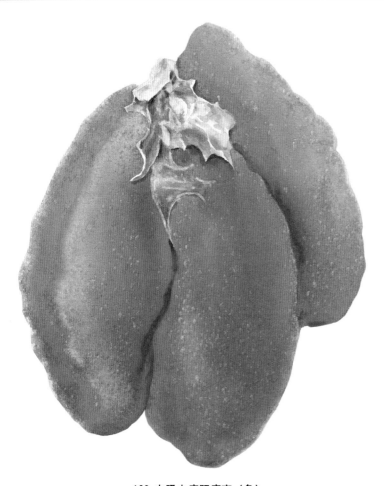

108.血吸虫病肝病变（兔）
Rabbit hepatic lesions in schistosomiasis

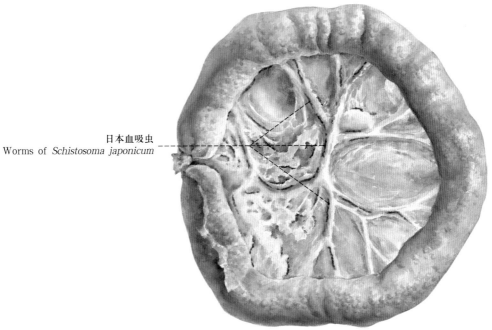

日本血吸虫
Worms of *Schistosoma japonicum*

109.日本血吸虫寄生的肠系膜静脉（兔）
Rabbit mesenteric vein infected with *Schistosoma japonicum*

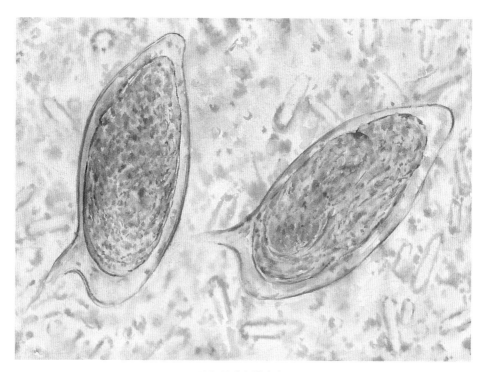

110.曼氏血吸虫卵
Egg of *Schistosoma mansoni*

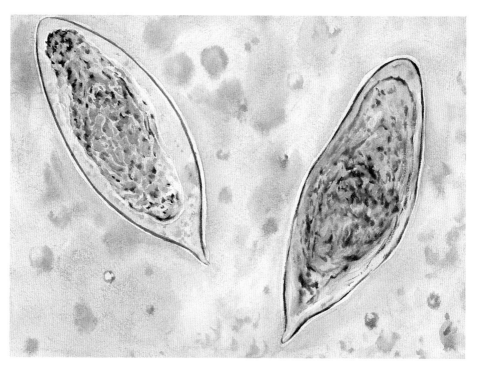

111.埃及血吸虫卵
Egg of *Schistosoma haematobium*

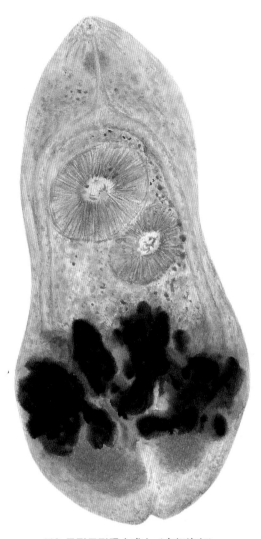

112.异形异形吸虫成虫（卡红染色）
Adult of *Heterophyes heterophyes* stained with camine

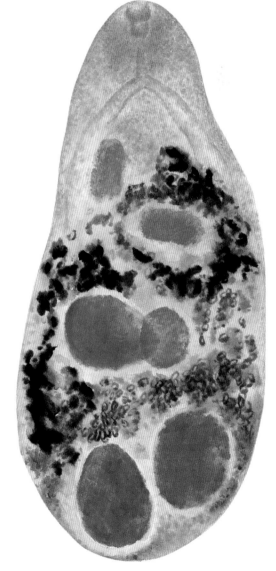

113.横川后殖吸虫成虫（卡红染色）
Adult of *Metagonimus yokogawai* stained with camine

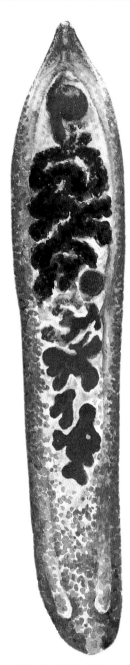

114.棘口吸虫成虫（卡红染色）
Adult of *Echinostoma* sp. stained
with camine

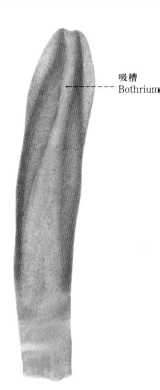

吸槽
Bothrium

115.曼氏迭宫绦虫头节（卡红染色）
Scolex of *Spirometra mansoni* stained
with camine

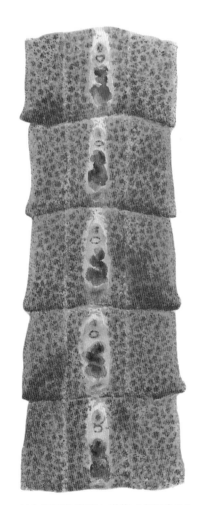

116.曼氏迭宫绦虫成节（卡红染色）
Mature proglottids of *Spirometra mansoni*
stained with camine

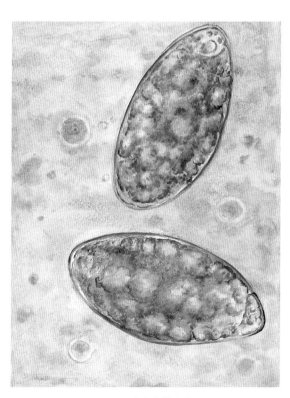

117.曼氏迭宫绦虫卵
Eggs of *Spirometra mansoni*

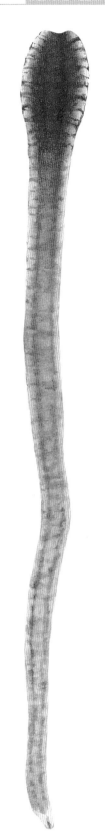

118.曼氏裂头蚴（卡红染色）
Plerocercoid of *Spirometra mansoni*
stained with camine

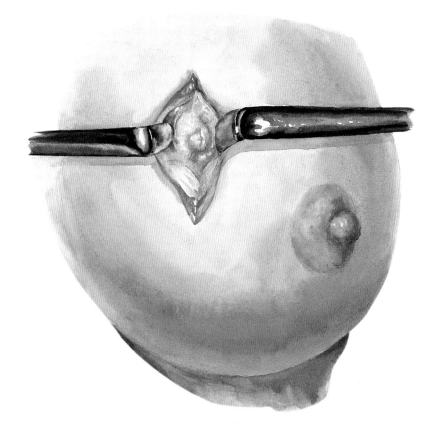

119.皮下裂头蚴病
Subcutaneous sparganosis

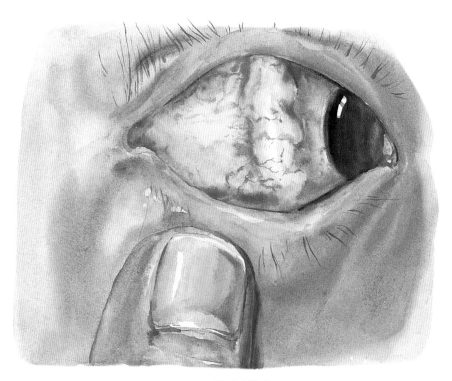

120.眼裂头蚴病
Ocular sparganosis

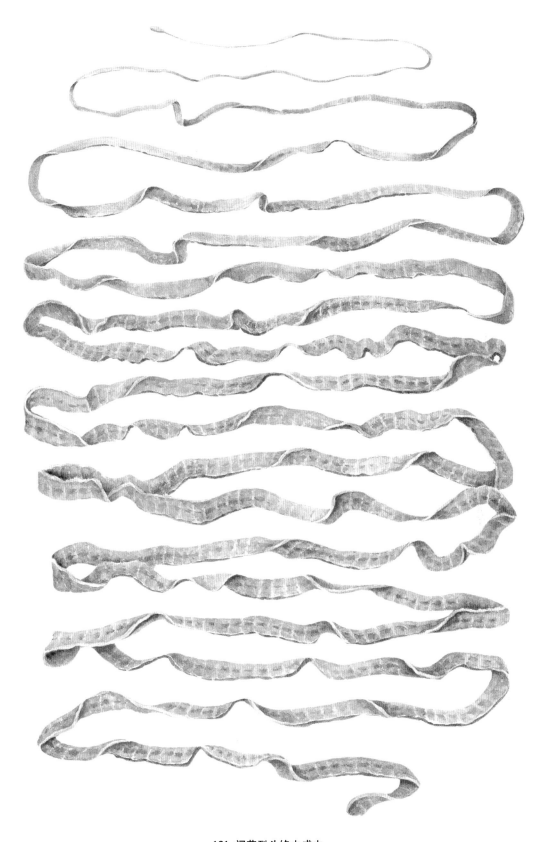

121. 阔节裂头绦虫成虫
Adult of *Diphyllobothrium latum*

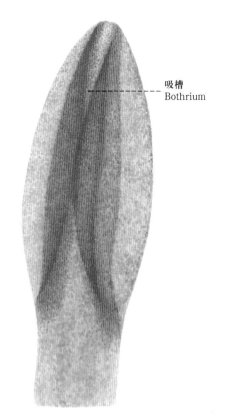

吸槽
Bothrium

122.阔节裂头绦虫头节（卡红染色）
Scolex of *Diphyllobothrium latum* stained
with camine

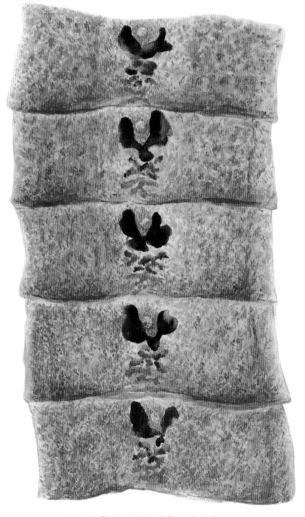

123.阔节裂头绦虫成节（卡红染色）
Mature proglottids of *Diphyllobothrium latum* stained with camine

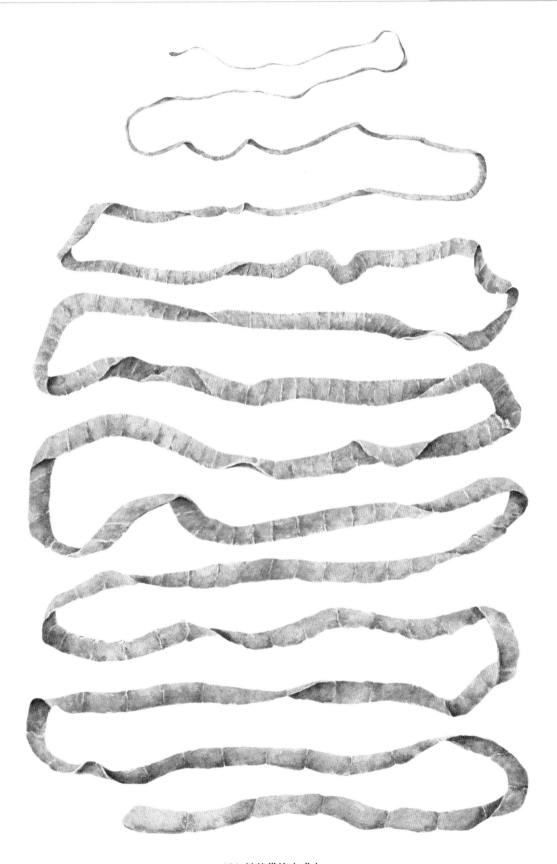

124.链状带绦虫成虫

Adult of *Taenia solium*

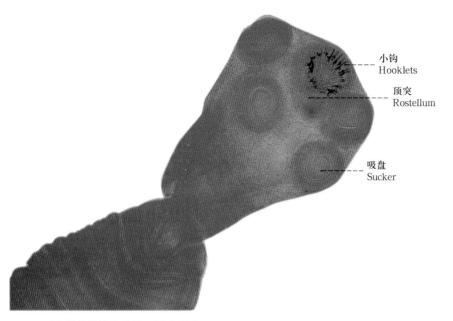

小钩
Hooklets

顶突
Rostellum

吸盘
Sucker

125. 链状带绦虫头节（卡红染色）
Scolex of *Taenia solium* stained with camine

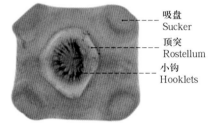

吸盘
Sucker

顶突
Rostellum

小钩
Hooklets

126. 链状带绦虫头节（卡红染色）
Scolex of *Taenia solium* stained with camine

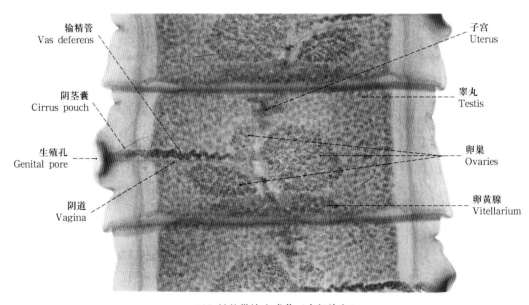

输精管
Vas deferens

阴茎囊
Cirrus pouch

生殖孔
Genital pore

阴道
Vagina

子宫
Uterus

睾丸
Testis

卵巢
Ovaries

卵黄腺
Vitellarium

127. 链状带绦虫成节（卡红染色）
Mature proglottids of *Taenia solium* stained with camine

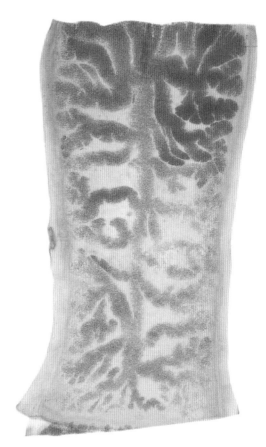

128.链状带绦虫孕节（卡红染色）
Gravid proglottid of *Taenia solium* stained with camine

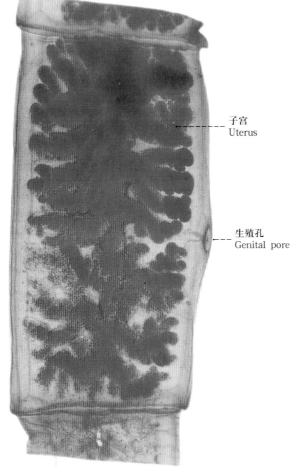

子宫
Uterus

生殖孔
Genital pore

129.链状带绦虫孕节（卡红染色）
Gravid proglottid of *Taenia solium* stained with camine

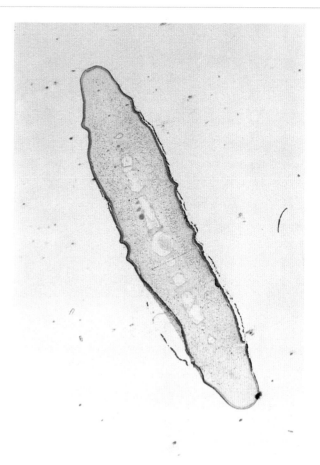

130. 带绦虫横断面（苏木素-伊红染色）
Transverse section of tapeworm (HE stain)

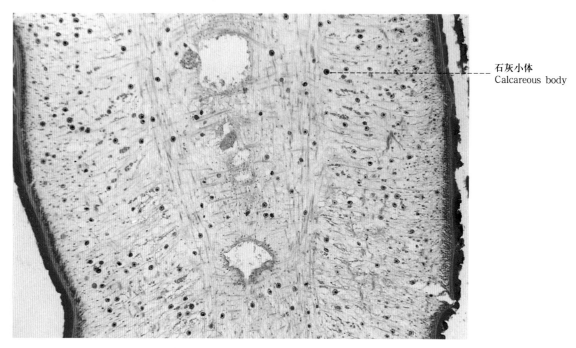

石灰小体
Calcareous body

131. 带绦虫横断面（苏木素-伊红染色）
Transverse section of tapeworm (HE stain)

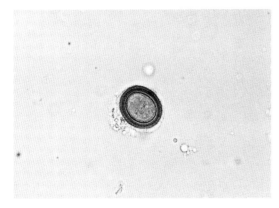

132.带绦虫卵
Egg of tapeworm

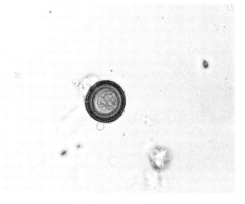

133.带绦虫卵
Egg of tapeworm

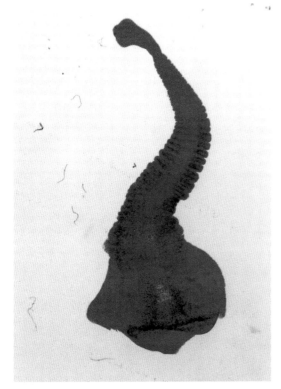

134.猪囊尾蚴（卡红染色）
Cysticercus cellulosae stained with camine

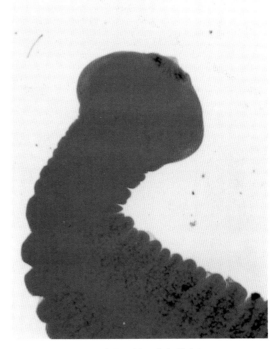

135.猪囊尾蚴（卡红染色）
Cysticercus cellulosae stained with camine

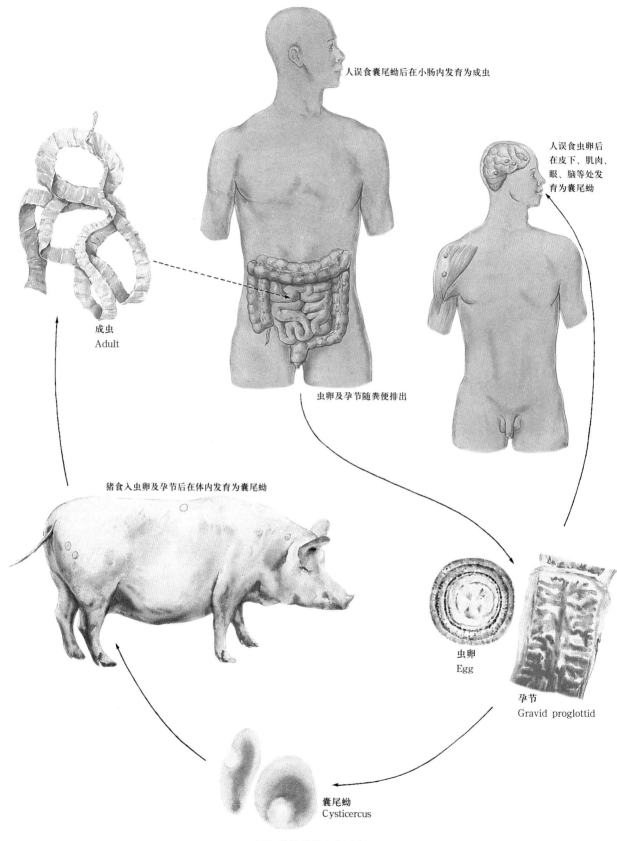

人误食囊尾蚴后在小肠内发育为成虫

人误食虫卵后在皮下、肌肉、眼、脑等处发育为囊尾蚴

成虫
Adult

虫卵及孕节随粪便排出

猪食入虫卵及孕节后在体内发育为囊尾蚴

虫卵
Egg

孕节
Gravid proglottid

囊尾蚴
Cysticercus

136.链状带绦虫生活史
Life cycle of *Taenia solium*

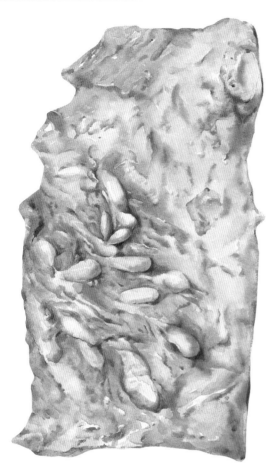

137.皮下囊尾蚴病
Subcutaneous cysticercosis

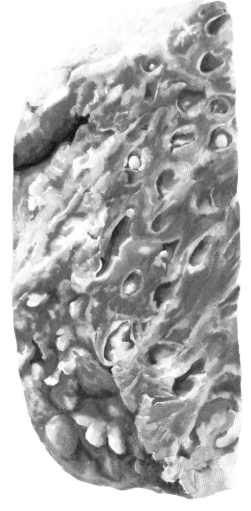

138.肌肉囊尾蚴病（猪）
Muscular cysticercosis of pig

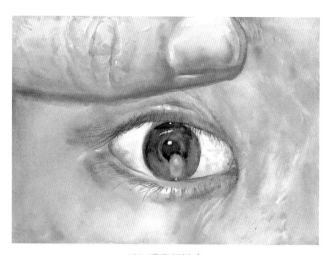

139.眼囊尾蚴病
Ocular cysticercosis

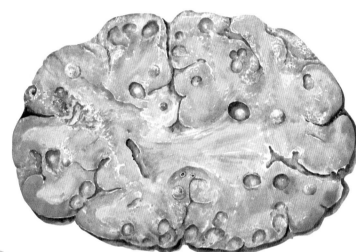

140.脑囊尾蚴病
Cerebral cysticercosis

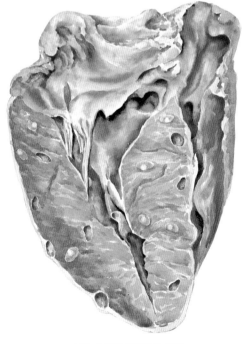

141.心肌囊尾蚴病（猪）
Myocardial cysticercosis of pig

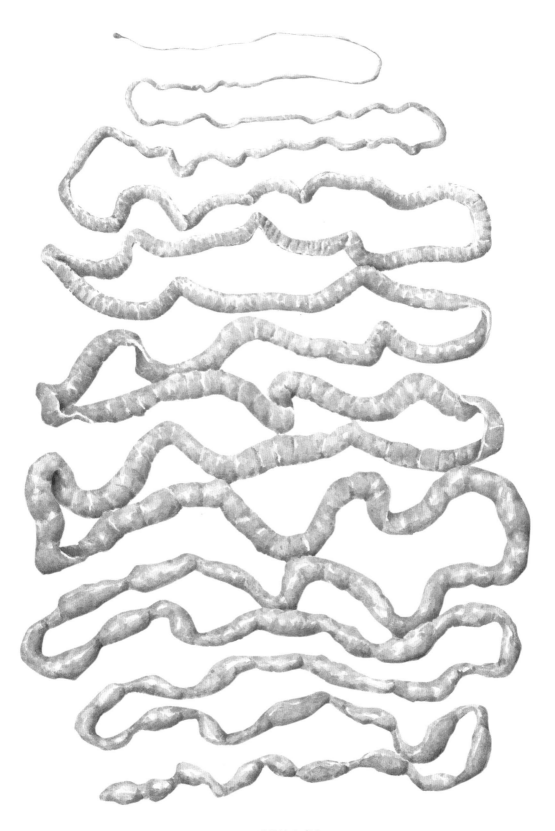

142.肥胖带绦虫成虫
Adult of *Taenia saginata*

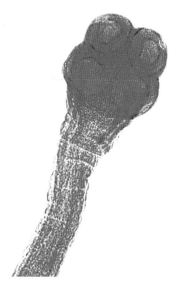

143.肥胖带绦虫头节（卡红染色）
Scolex of *Taenia saginata* stained with camine

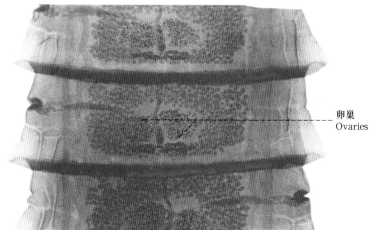

卵巢
Ovaries

144.肥胖带绦虫成节（卡红染色）
Mature proglottids of *Taenia saginata* stained with camine

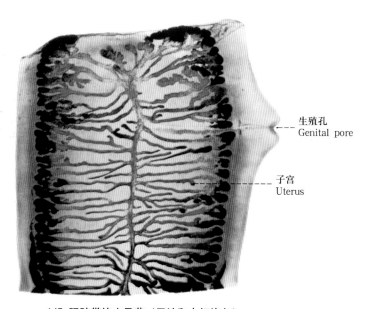

生殖孔
Genital pore

子宫
Uterus

145.肥胖带绦虫孕节（墨汁和卡红染色）
Gravid proglottid of *Taenia saginata* stained with ink and camine

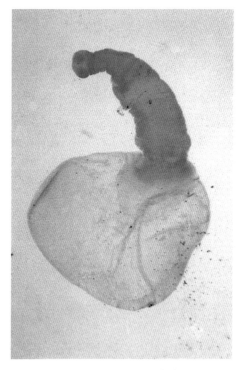

146.牛囊尾蚴（卡红染色）
Cysticercus bovis stained with camine

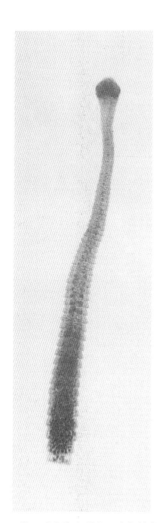

147.微小膜壳绦虫成虫（卡红染色）
Adult of *Hymenolepsis nana* stained with camine

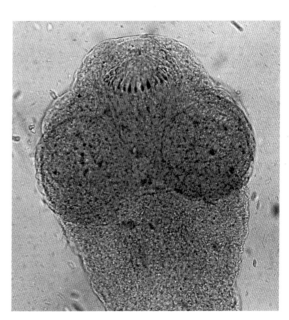

148.微小膜壳绦虫成虫头节（卡红染色）
Scolex of *Hymenolepsis nana* stained with camine

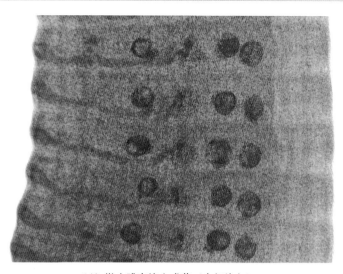

149.微小膜壳绦虫成节（卡红染色）
Mature proglottids of *Hymenolepsis nana* stained with camine

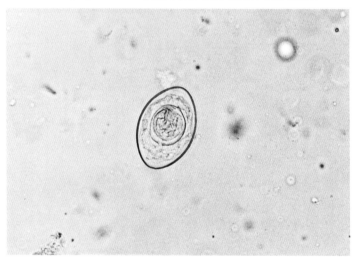

150.微小膜壳绦虫卵
Egg of *Hymenolepsis nana*

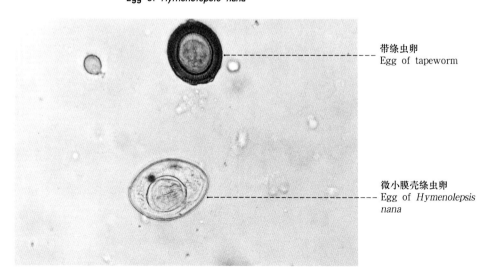

带绦虫卵
Egg of tapeworm

微小膜壳绦虫卵
Egg of *Hymenolepsis nana*

151.带绦虫卵和微小膜壳绦虫卵
Eggs of tapeworm and *Hymenolepsis nana*

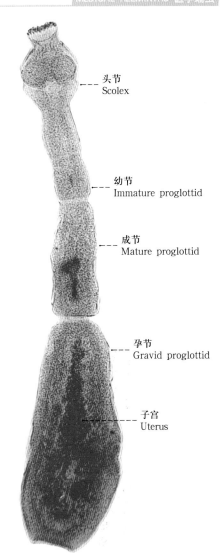

头节
Scolex

幼节
Immature proglottid

成节
Mature proglottid

孕节
Gravid proglottid

子宫
Uterus

152.细粒棘球绦虫成虫（卡红染色）
Adult of *Echinococcus granulosus* stained with camine

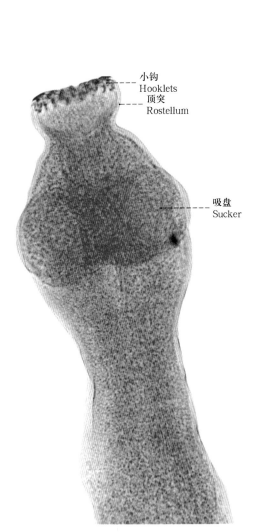

小钩
Hooklets
顶突
Rostellum

吸盘
Sucker

153.细粒棘球绦虫成虫头节（卡红染色）
Scolex of *Echinococcus granulosus* stained with camine

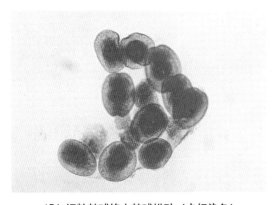

154.细粒棘球绦虫棘球蚴砂（卡红染色）
Hydatid sand of *Echinococcus granulosus* stained with camine

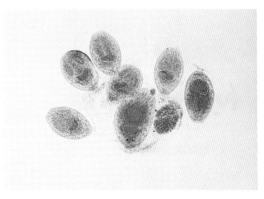

155.细粒棘球绦虫棘球蚴砂（卡红染色）
Hydatid sand of *Echinococcus granulosus* stained with camine

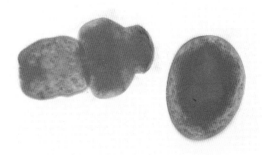

156.细粒棘球绦虫棘球蚴砂（卡红染色）
Hydatid sand of *Echinococcus granulosus* stained with camine

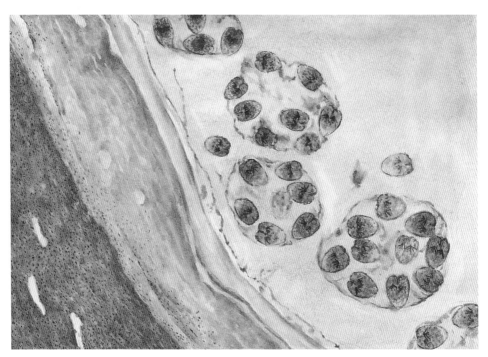

157.细粒棘球绦虫棘球蚴切片（苏木素-伊红染色）
Section of hydatid cyst of *Echinococcus granulosus* (HE stain)

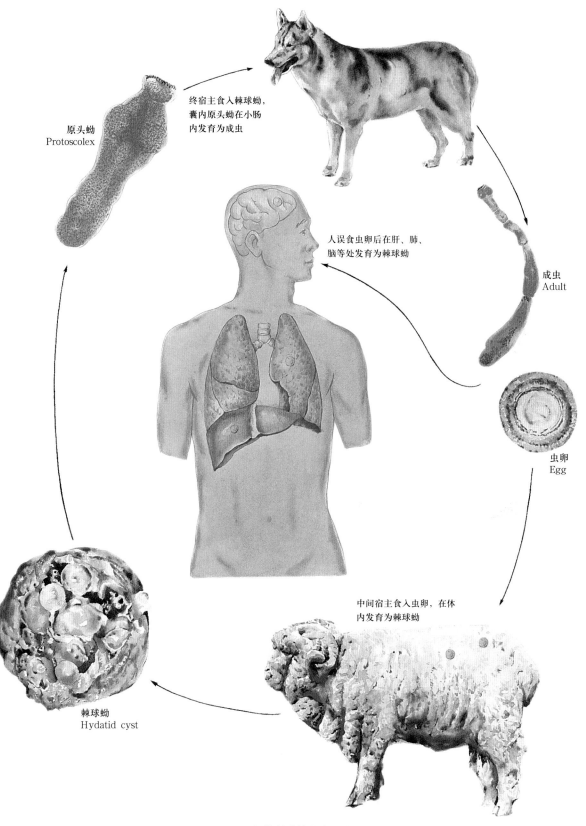

原头蚴
Protoscolex

终宿主食入棘球蚴，
囊内原头蚴在小肠
内发育为成虫

人误食虫卵后在肝、肺、
脑等处发育为棘球蚴

成虫
Adult

虫卵
Egg

中间宿主食入虫卵，在体
内发育为棘球蚴

棘球蚴
Hydatid cyst

158.细粒棘球绦虫生活史
Life cycle of *Echinococcus granulosus*

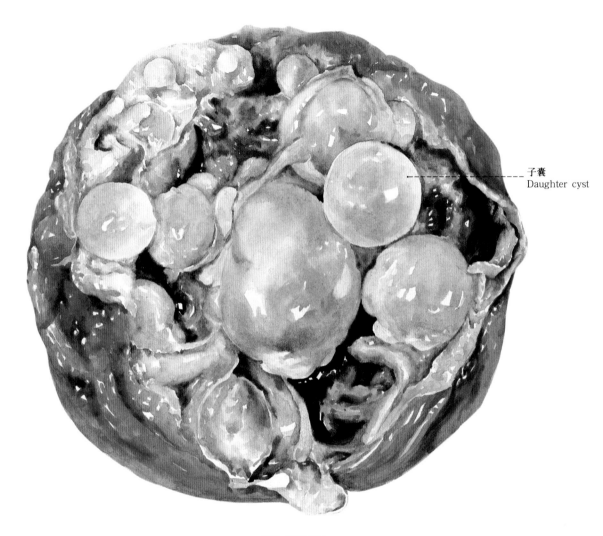

子囊
Daughter cyst

159.肝棘球蚴
Hydatid cyst from liver

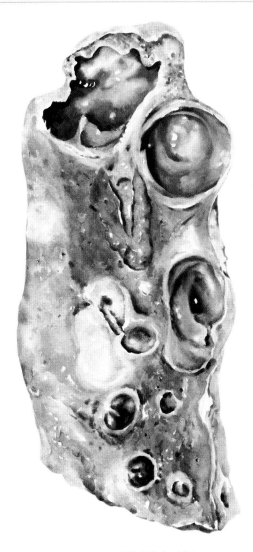

160.肺棘球蚴病（羊）
Pulmonary echinococcosis of sheep

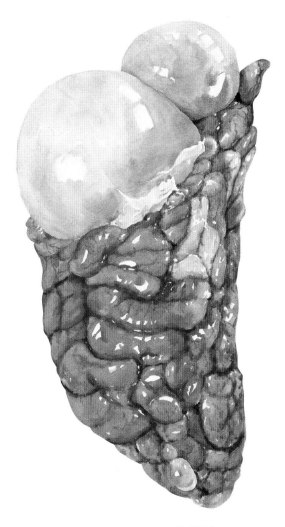

161.脑棘球蚴病
Cerebral echinococcosis

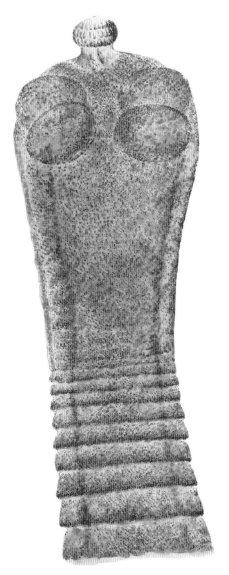

162.犬复孔绦虫头节（卡红染色）
Scolex of *Dipylidium caninum* stained with camine

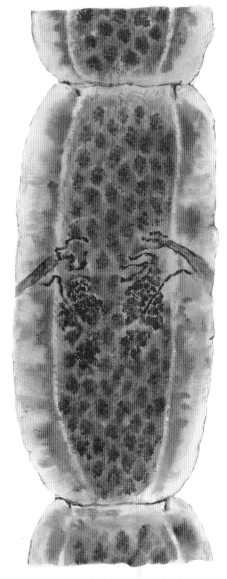

163.犬复孔绦虫成节（卡红染色）
Mature proglottid of *Dipylidium caninum* stained with camine

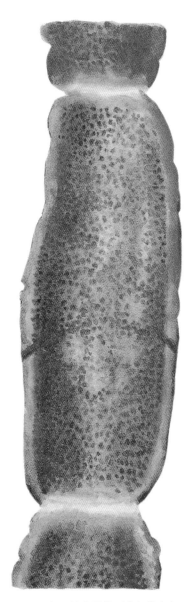

164.犬复孔绦虫孕节（卡红染色）
Gravid proglottid of *Dipylidium caninum* stained
with camine

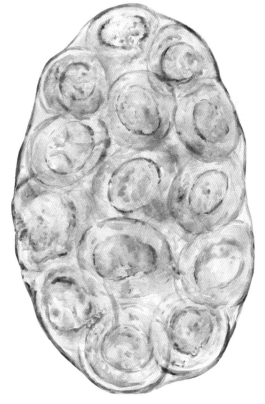

165.犬复孔绦虫储卵囊
Egg packet of *Dipylidium caninum*

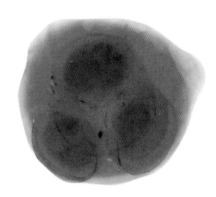

167.蛔虫唇瓣（卡红染色）
Lips of adult *Ascaris lumbricoides* stained with camine

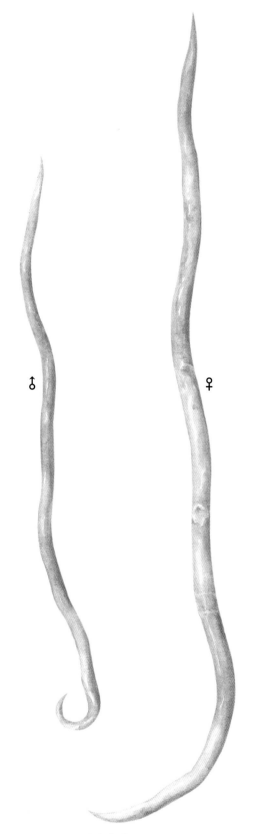

166.似蚓蛔线虫（蛔虫）成虫
Adults of *Ascaris lumbricoides*

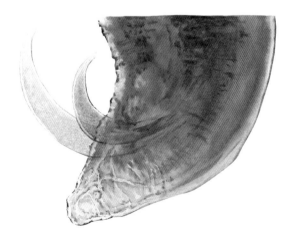

168.蛔虫雄虫交合刺（卡红染色）
Spicule of male *Ascaris lumbricoides* stained with camine

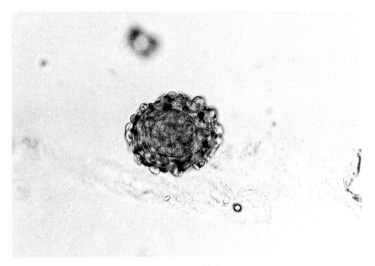

169.蛔虫受精卵
Fertilized egg of *Ascaris lumbricoides*

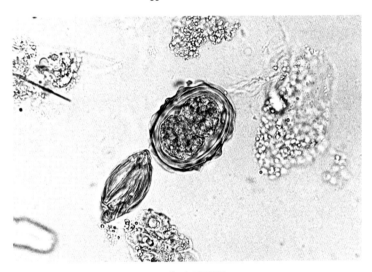

170.蛔虫受精卵
Fertilized egg of *Ascaris lumbricoides*

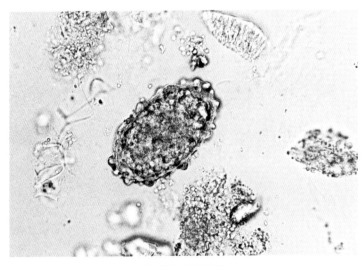

171.蛔虫未受精卵
Unfertilized egg of *Ascaris lumbricoides*

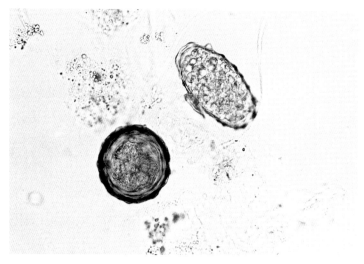

172.蛔虫受精卵和未受精卵
Fertilized and unfertilized eggs of *Ascaris lumbricoides*

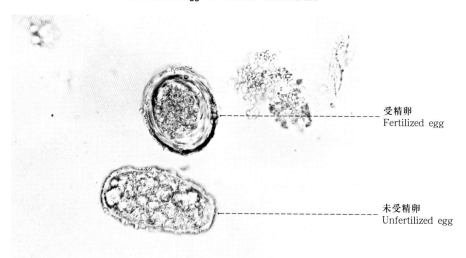

受精卵
Fertilized egg

未受精卵
Unfertilized egg

173.蛔虫受精卵和未受精卵
Fertilized and unfertilized eggs of *Ascaris lumbricoides*

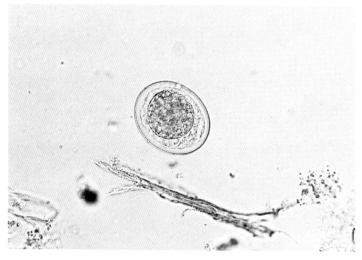

174.脱蛋白膜蛔虫受精卵
Decorticated fertilized egg of *Ascaris lumbricoides*

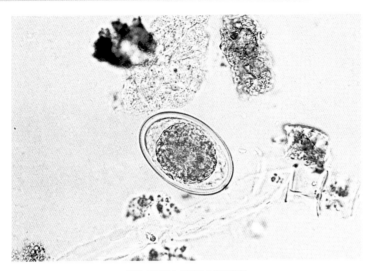

175.脱蛋白膜蛔虫受精卵
Decorticated fertilized egg of *Ascaris lumbricoides*

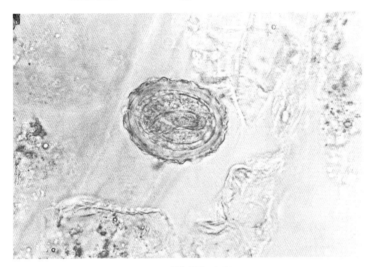

176.感染期蛔虫卵
Infective egg of *Ascaris lumbricoides*

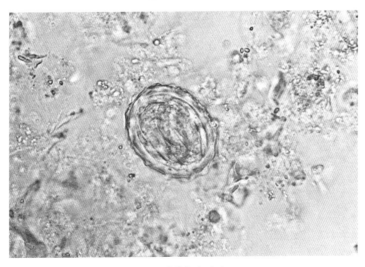

177.感染期蛔虫卵
Infective egg of *Ascaris lumbricoides*

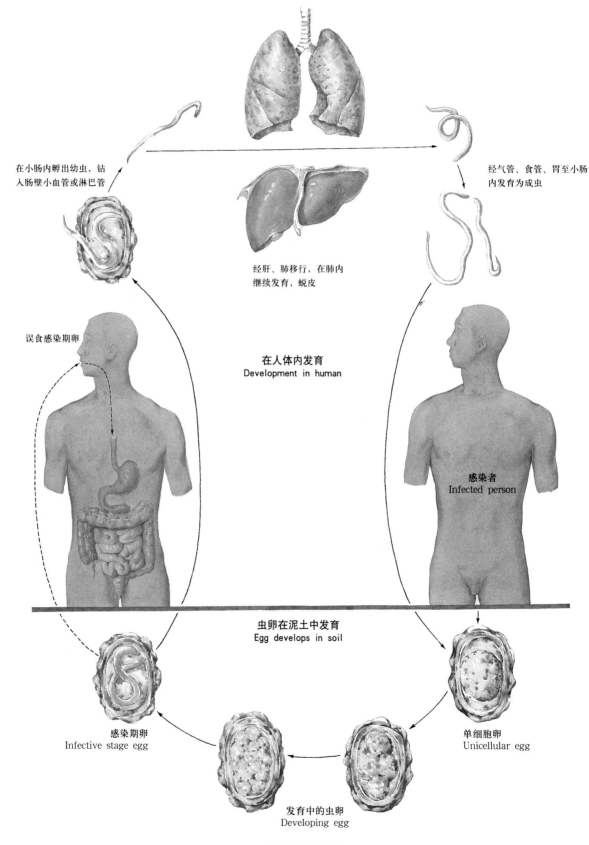

在小肠内孵出幼虫，钻入肠壁小血管或淋巴管

经气管、食管、胃至小肠内发育为成虫

经肝、肺移行，在肺内继续发育，蜕皮

误食感染期卵

在人体内发育
Development in human

感染者
Infected person

虫卵在泥土中发育
Egg develops in soil

感染期卵
Infective stage egg

发育中的虫卵
Developing egg

单细胞卵
Unicellular egg

178.蛔虫生活史
Life cycle of *Ascaris lumbricoides*

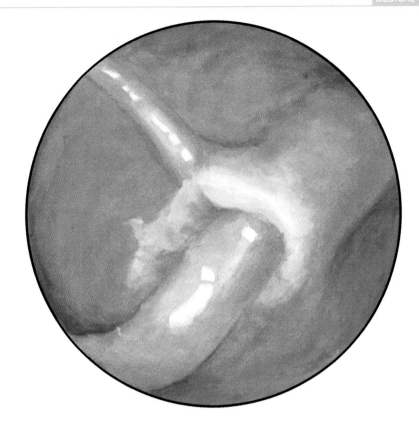

179.胆道蛔虫病
Biliary ascariasis

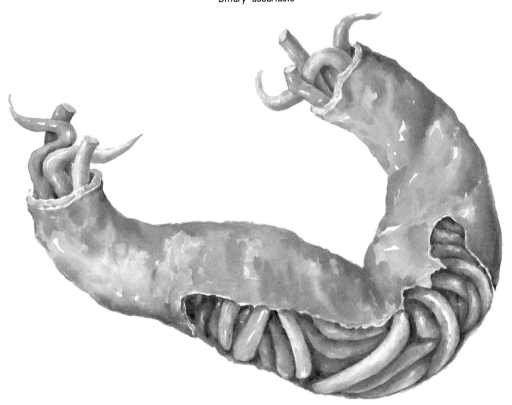

180.蛔虫性肠梗阻
Ascaris intestinal obstruction

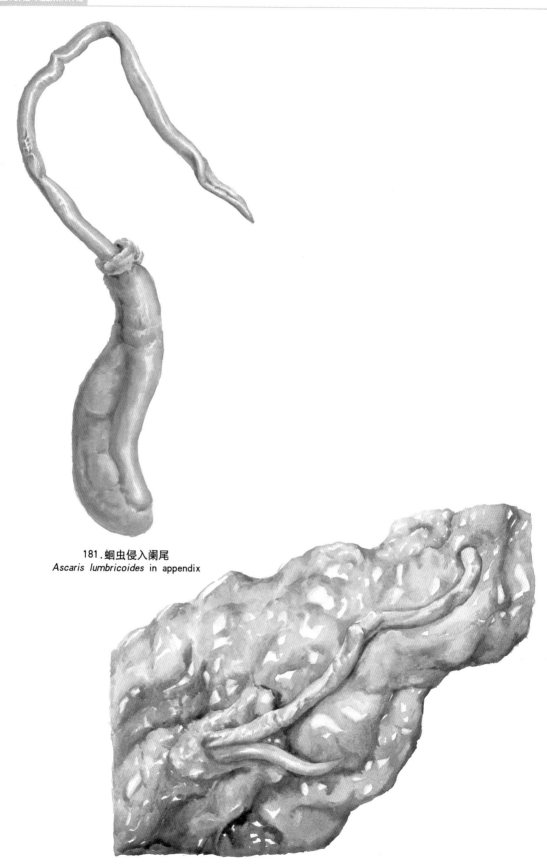

181. 蛔虫侵入阑尾
Ascaris lumbricoides in appendix

182. 蛔虫侵入胰腺
Ascaris lumbricoides in pancreas

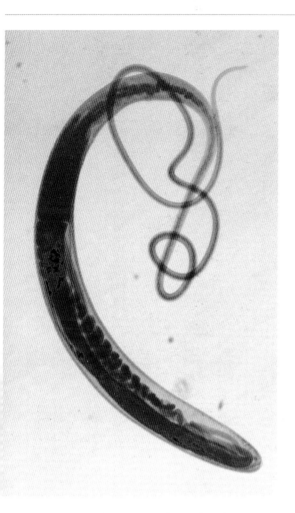

183.毛首鞭形线虫（鞭虫）雌虫（卡红染色）
Female worm of *Trichuris trichiura* stained with camine

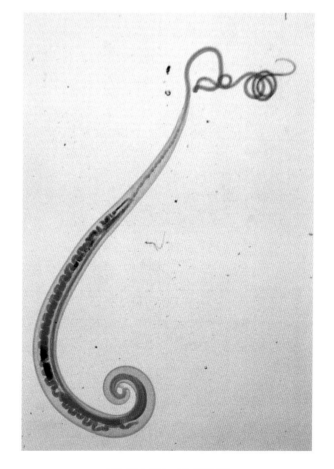

184.鞭虫雄虫（卡红染色）
Male worm of *Trichuris trichiura* stained with camine

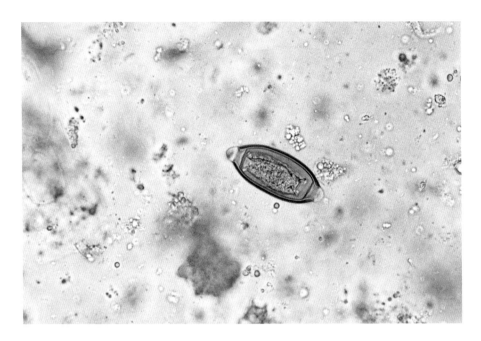

185.鞭虫卵
Egg of *Trichuris trichiura*

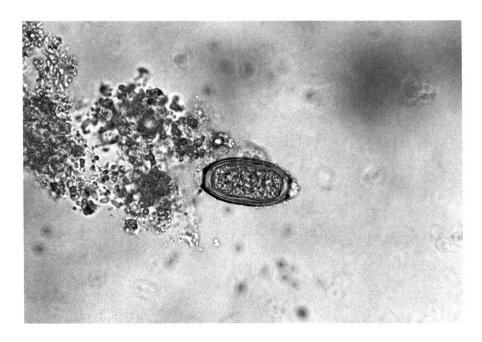

186.鞭虫卵
Egg of *Trichuris trichiura*

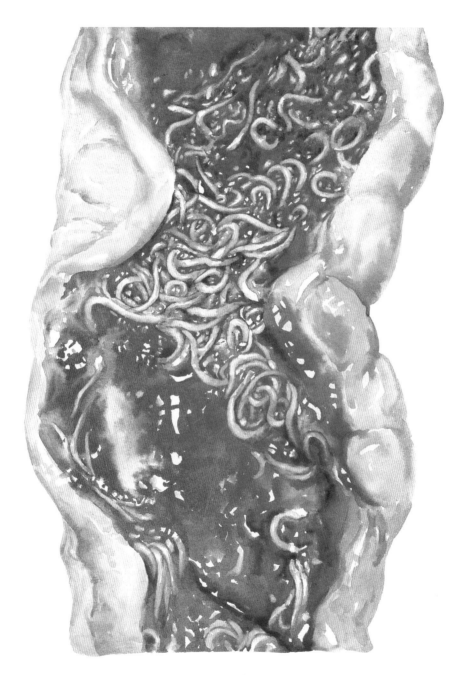

187.鞭虫附着肠黏膜
Worms of *Trichuris trichiura* attached to intestinal mucosa

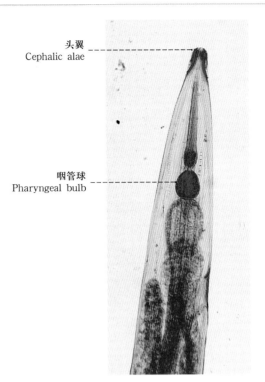

头翼
Cephalic alae

咽管球
Pharyngeal bulb

189.蛲虫头翼及咽管球（卡红染色）
Cephalic alae and pharyngeal bulb of
Enterobius vermicularis stained with camine

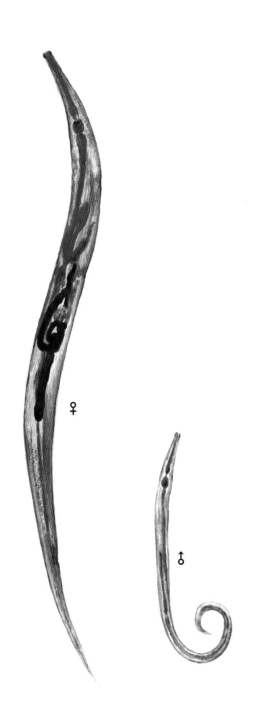

♀

♂

188.蠕形住肠线虫（蛲虫）成虫（卡红染色）
Adults of *Enterobius vermicularis* stained with camine

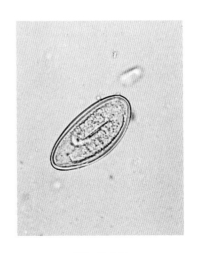

190.蛲虫卵
Egg of *Enterobius vermicularis*

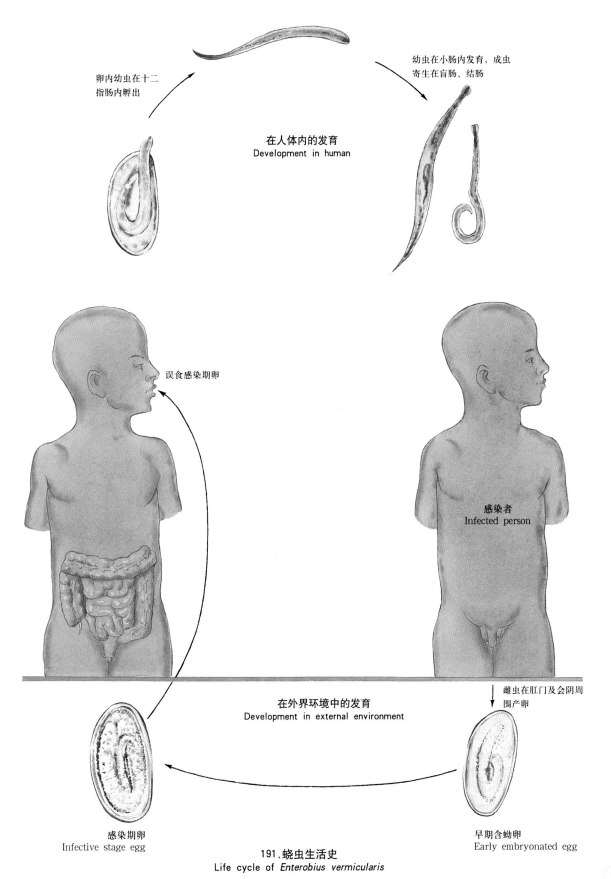

幼虫在小肠内发育，成虫
寄生在盲肠、结肠

卵内幼虫在十二
指肠内孵出

在人体内的发育
Development in human

误食感染期卵

感染者
Infected person

在外界环境中的发育
Development in external environment

雌虫在肛门及会阴周
围产卵

感染期卵
Infective stage egg

早期含蚴卵
Early embryonated egg

191.蛲虫生活史
Life cycle of *Enterobius vermicularis*

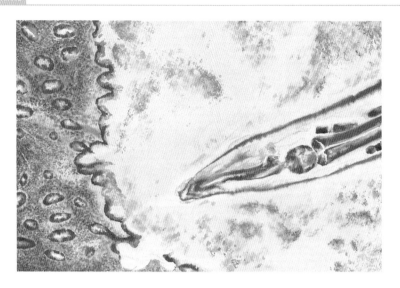

192.蛲虫寄生于盲肠切片（苏木素-伊红染色）
Section of *Enterobius vermicularis* in cecum（HE stain）

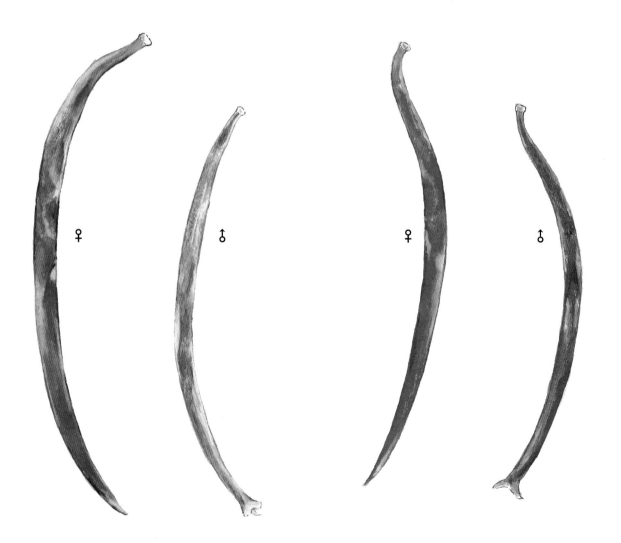

193.十二指肠钩口线虫（卡红染色）
Adults of *Ancylostoma duodenale* stained with camine

194.美洲板口线虫（卡红染色）
Adults of *Necator americanus* stained with camine

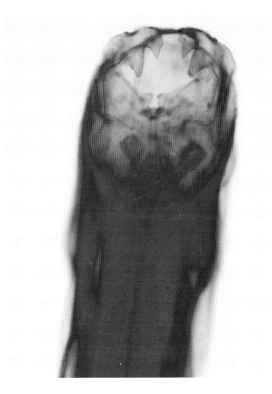

195.十二指肠钩口线虫口囊（卡红染色）
Buccal capsule of *Ancylostoma duodenale* stained with camine

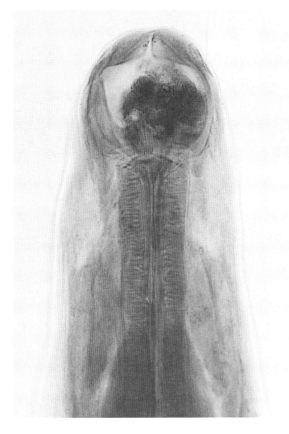

196.美洲板口线虫口囊（卡红染色）
Buccal capsule of *Necator americanus* stained with camine

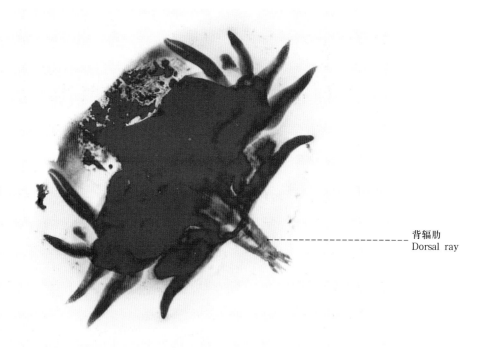

背辐肋
Dorsal ray

197.十二指肠钩口线虫交合伞（卡红染色）
Copulatory bursa of *Ancylostoma duodenale* stained with camine

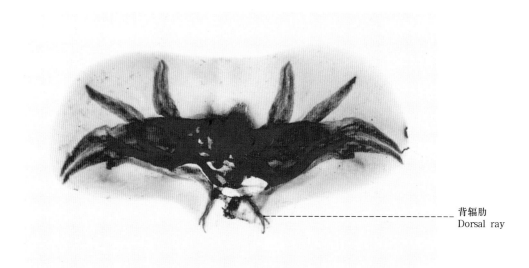

背辐肋
Dorsal ray

198.美洲板口线虫交合伞（卡红染色）
Copulatory bursa of *Necator americanus* stained with camine

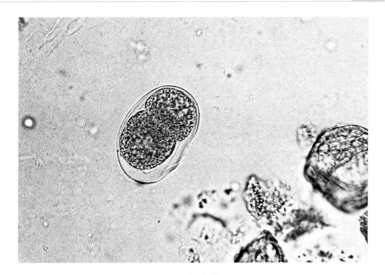

199.钩虫卵
Egg of hookworm

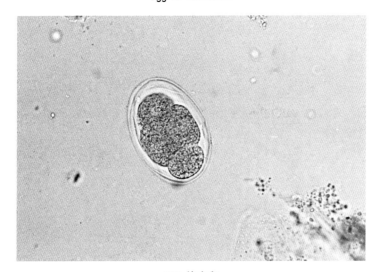

200.钩虫卵
Egg of hookworm

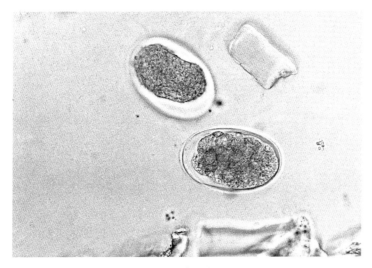

201.钩虫卵
Eggs of hookworm

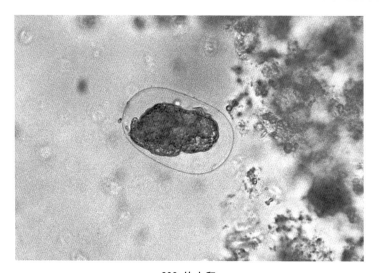

202.钩虫卵
Egg of hookworm

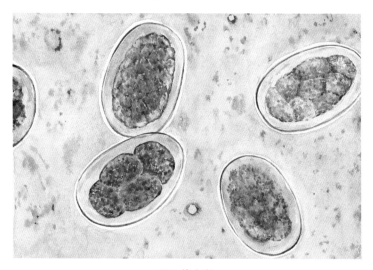

203.钩虫卵
Eggs of hookworm

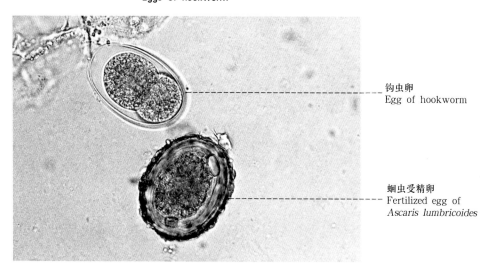

钩虫卵
Egg of hookworm

蛔虫受精卵
Fertilized egg of
Ascaris lumbricoides

204.蛔虫受精卵和钩虫卵
Fertilized egg of *Ascaris lumbricoides* and egg of hookworm

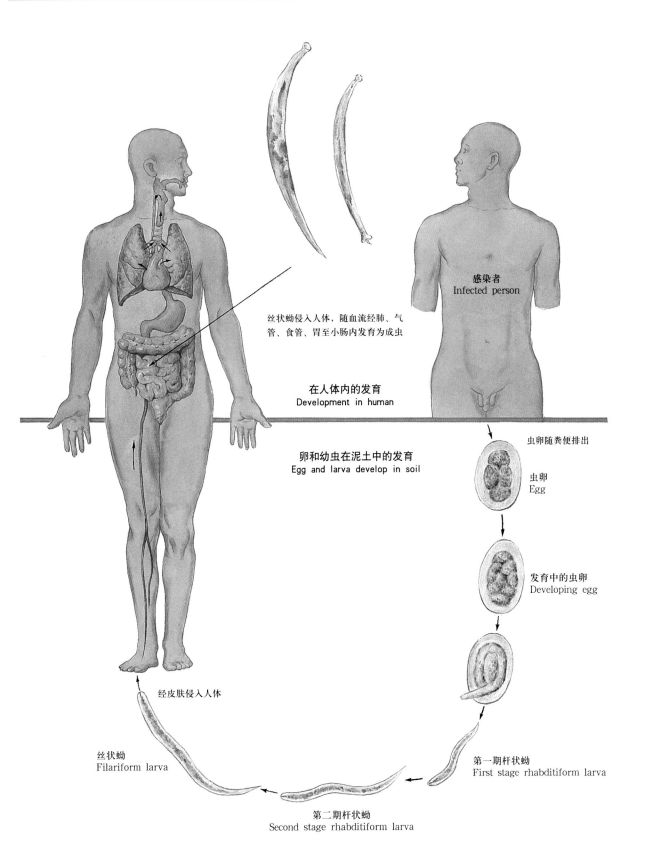

丝状蚴侵入人体，随血流经肺、气管、食管、胃至小肠内发育为成虫

感染者
Infected person

在人体内的发育
Development in human

卵和幼虫在泥土中的发育
Egg and larva develop in soil

虫卵随粪便排出

虫卵
Egg

发育中的虫卵
Developing egg

经皮肤侵入人体

丝状蚴
Filariform larva

第一期杆状蚴
First stage rhabditiform larva

第二期杆状蚴
Second stage rhabditiform larva

205. 钩虫生活史
Life cycle of hookworm

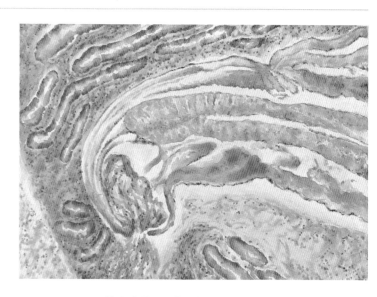

206.钩虫咬附肠黏膜切片（苏木素-伊红染色）
Section of hookworm attached to intestinal mucosa (HE stain)

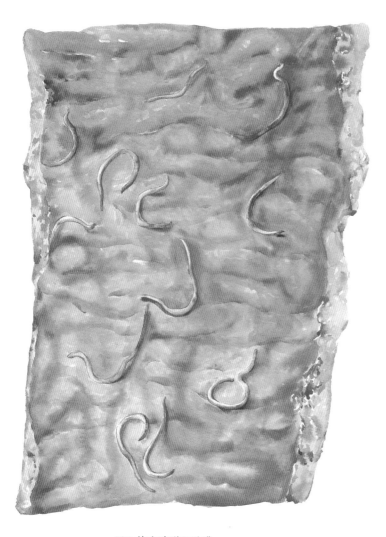

207.钩虫咬附肠黏膜
Hookworms attached to intestinal mucosa

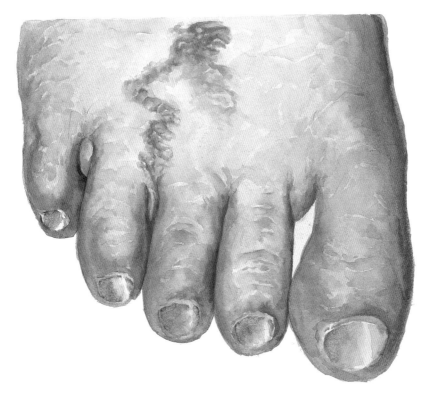

208.钩蚴所致匐行疹
Creeping eruption caused by hookworm larvae

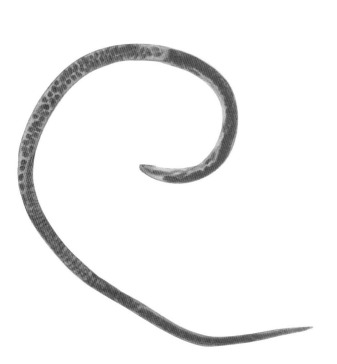

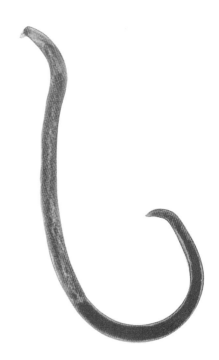

209.旋毛形线虫（旋毛虫）雌虫（卡红染色）
Female worm of *Trichinella spiralis* stained with camine

210.旋毛虫雄虫（卡红染色）
Male worm of *Trichinella spiralis* stained with camine

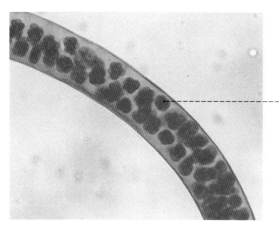

幼虫
Larva

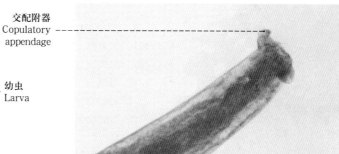

交配附器
Copulatory
appendage

211.旋毛虫雌虫子宫（卡红染色）
Uterus of female worm of *Trichinella spiralis* stained
with camine

212.旋毛虫雄虫末端 （卡红染色）
Terminal of male worm of *Trichinella spiralis* stained
with camine

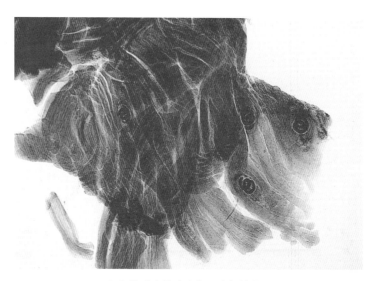

213.旋毛虫幼虫囊包（卡红染色）
Encysted larva of *Trichinella spiralis* stained with camine

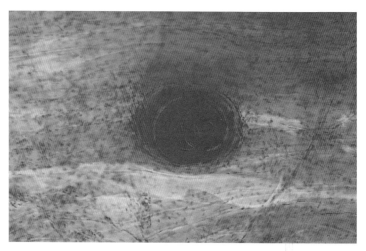

214.旋毛虫幼虫囊包（卡红染色）
Encysted larva of *Trichinella spiralis* stained with camine

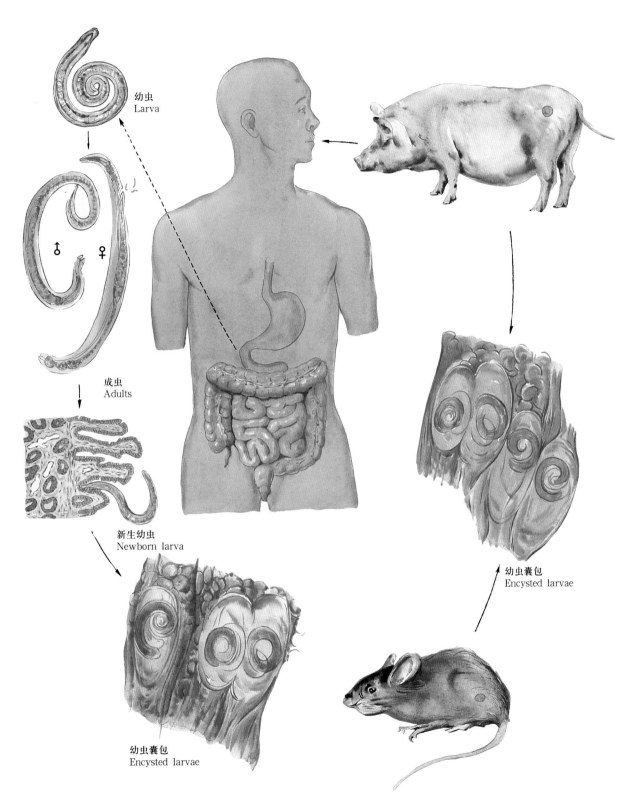

幼虫
Larva

成虫
Adults

新生幼虫
Newborn larva

幼虫囊包
Encysted larvae

幼虫囊包
Encysted larvae

215. 旋毛虫生活史
Life cycle of *Trichinella spiralis*

成虫和幼虫寄生于同一宿主体内，成虫寄生在宿主的十二指肠和空肠上段，幼虫寄生在横纹肌内。无外界发育的阶段，但完成生活史必须更换宿主。

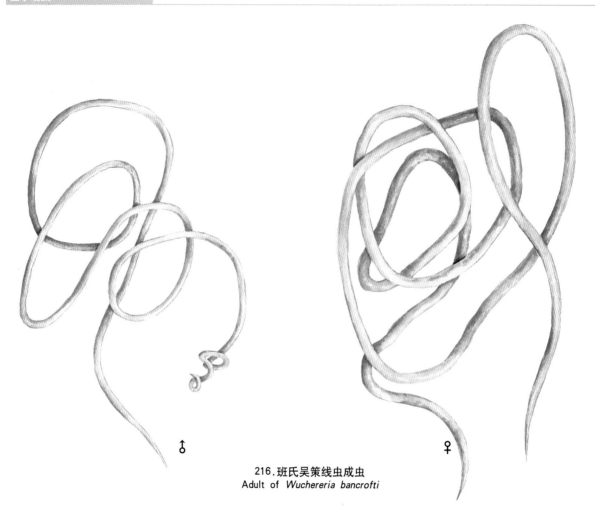

♂　♀

216.班氏吴策线虫成虫
Adult of *Wuchereria bancrofti*

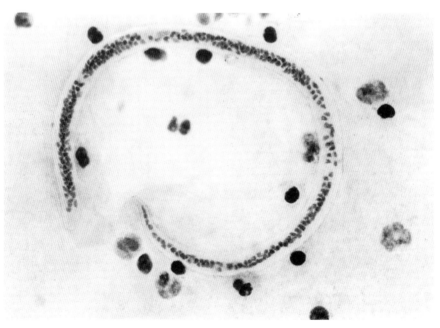

217.班氏吴策线虫微丝蚴（梅氏苏木素染色）
Microfilaria of *Wuchereria bancrofti* stained with Mayer's hematoxylin

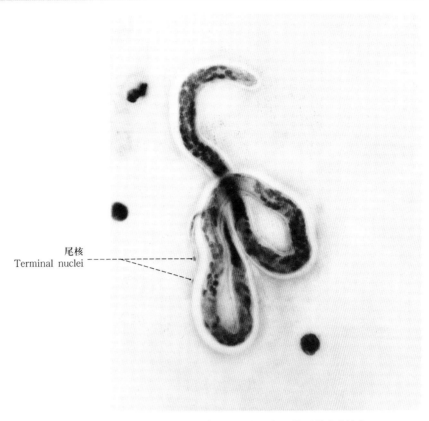

尾核
Terminal nuclei

218.马来布鲁线虫微丝蚴（梅氏苏木素染色）
Microfilaria of *Brugia malayi* stained with Mayer's hematoxylin

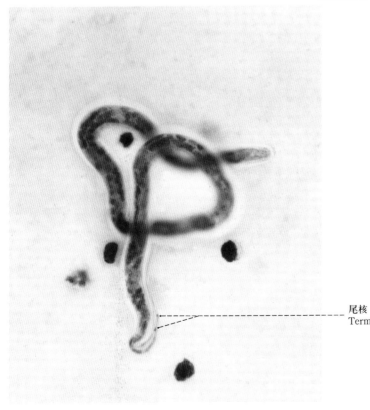

尾核
Terminal nuclei

219.马来布鲁线虫微丝蚴（梅氏苏木素染色）
Microfilaria of *Brugia malayi* stained with Mayer's hematoxylin

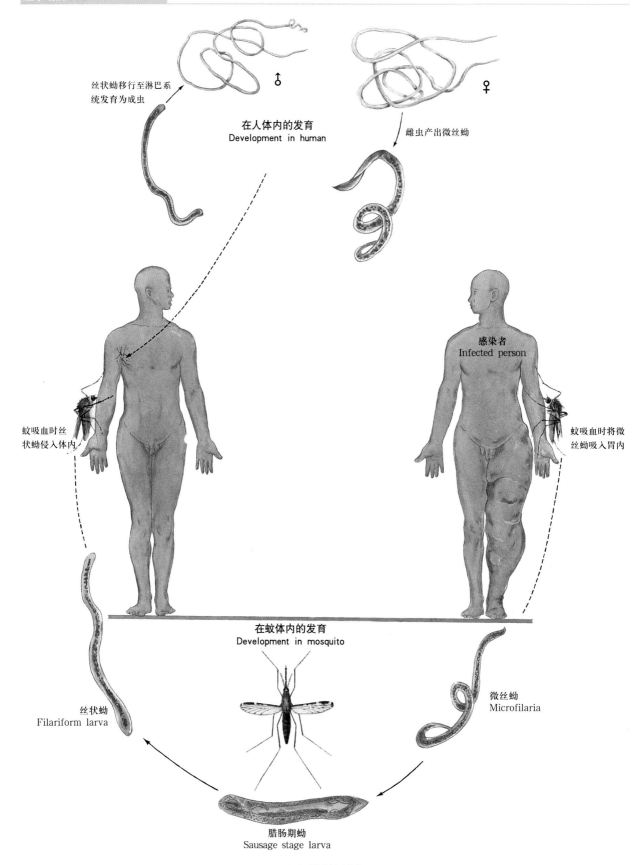

丝状蚴移行至淋巴系
统发育为成虫

♂

♀

在人体内的发育
Development in human

雌虫产出微丝蚴

感染者
Infected person

蚊吸血时丝
状蚴侵入体内

蚊吸血时将微
丝蚴吸入胃内

在蚊体内的发育
Development in mosquito

丝状蚴
Filariform larva

微丝蚴
Microfilaria

腊肠期蚴
Sausage stage larva

220.丝虫生活史
Life cycle of filaria

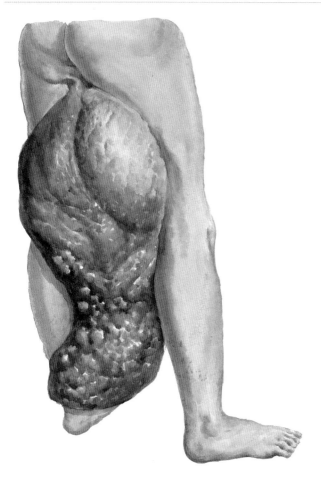

221.阴囊象皮肿
Elephantiasis of the scrotum

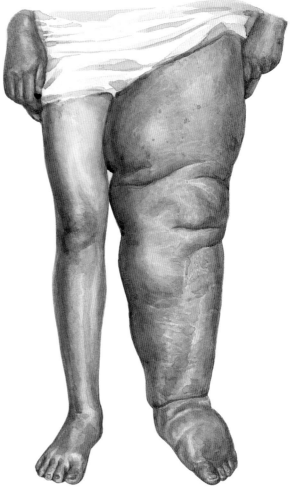

222.下肢象皮肿
Elephantiasis of the lower limb

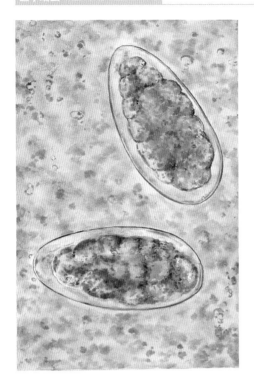

223. 东方毛圆线虫卵
Eggs of *Trichostrongylus orientalis*

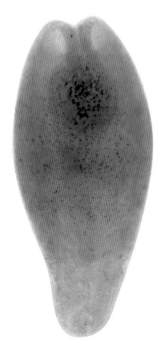

224. 猪巨吻棘头虫棘头体（卡红染色）
Acanthella of *Macracanthorhynchus hirudinaceus* stained
with camine

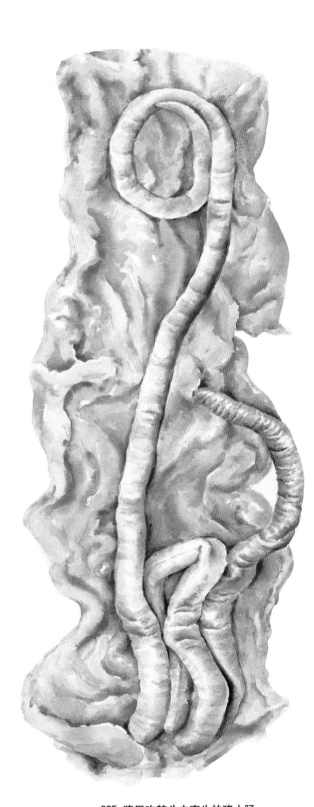

225. 猪巨吻棘头虫寄生的猪小肠
Pig small intestine infected with *Macracanthorhynchus hirudinaceus*

MEDICAL ARTHROPODS

医学节肢动物

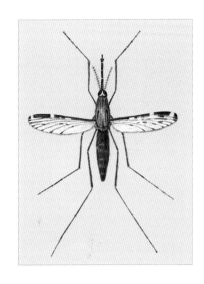

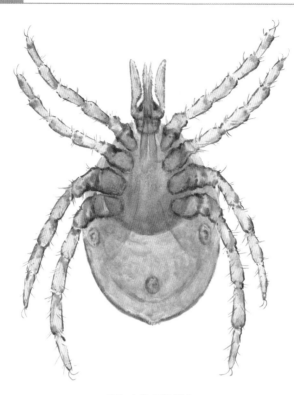

226.全沟硬蜱雌虫
Female *Ixodes persulcatus*

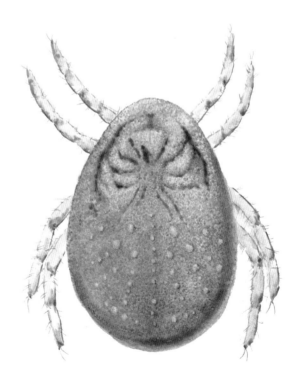

227.波斯锐缘蜱
Argas persicus

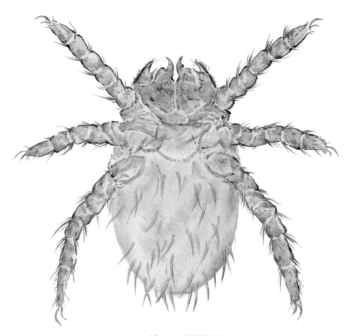

228.地里纤恙螨幼虫
Larva of *Leptotrombidium deliense*

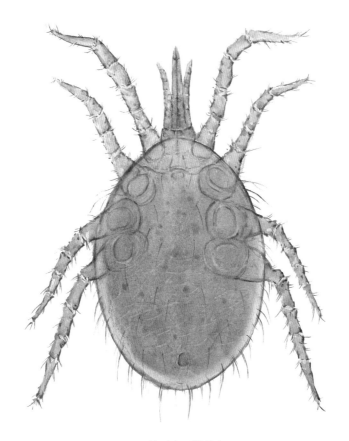

229.格氏血历螨雌虫
Female *Haemolaelaps glasgowi*

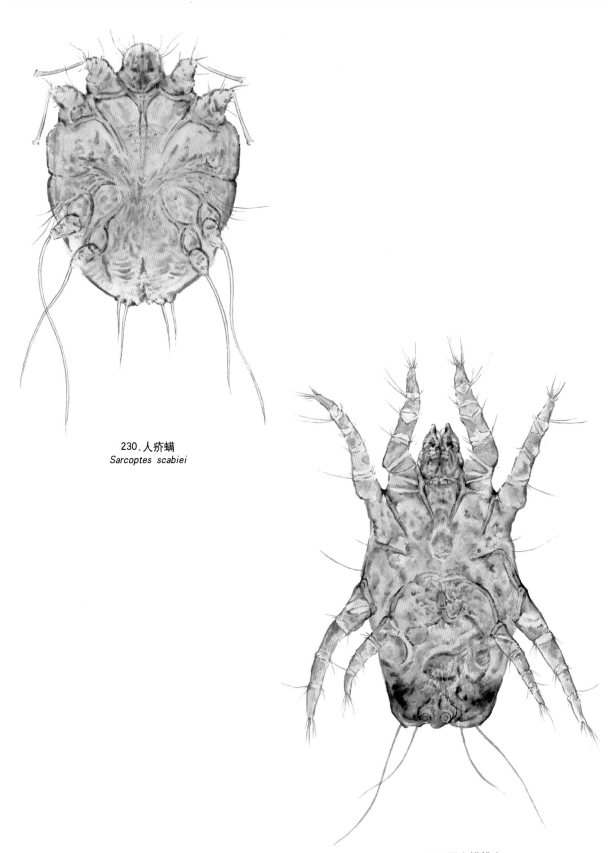

230.人疥螨
Sarcoptes scabiei

231.屋尘螨雄虫
Male *Dermatophagoides pteronyssinus*

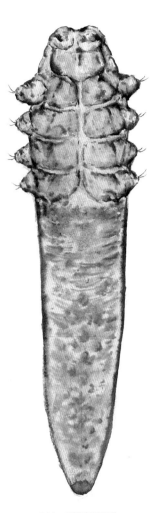

232.毛囊蠕形螨
Demodex folliculorum

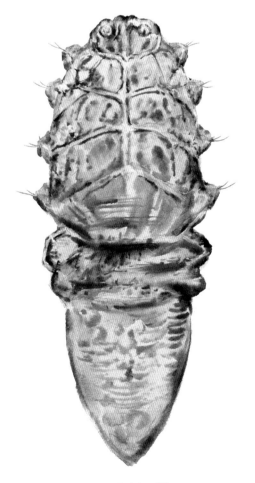

233.皮脂蠕形螨
Demodex brevis

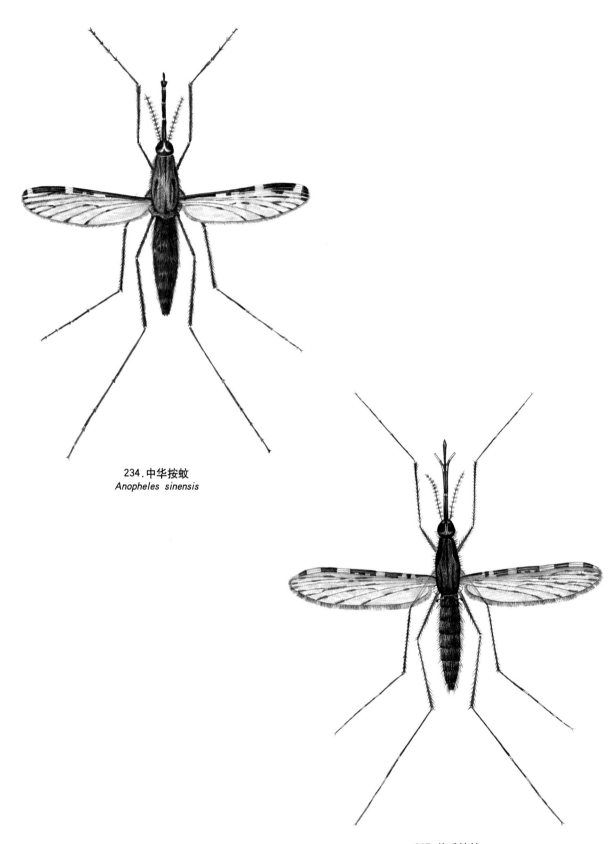

234. 中华按蚊
Anopheles sinensis

235. 伯氏按蚊
Anopheles pattoni

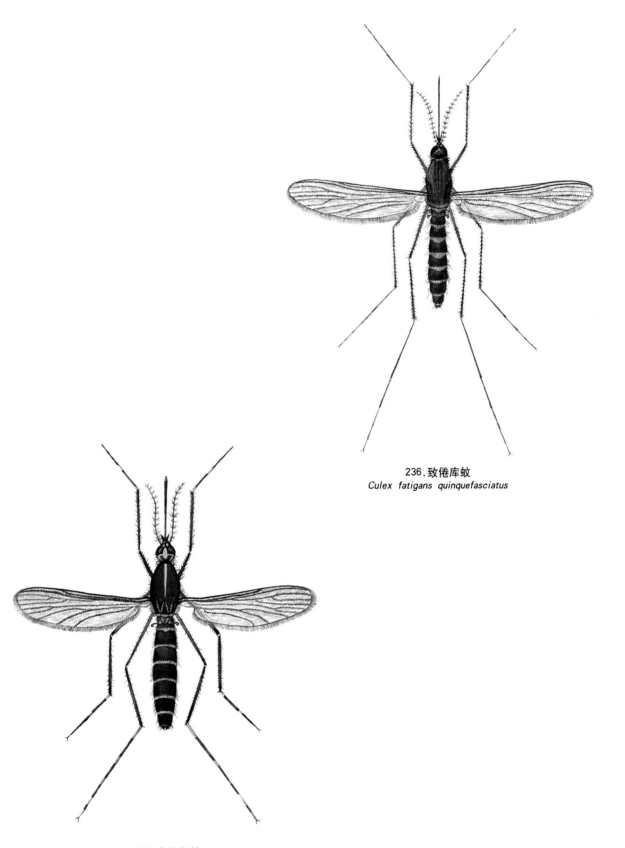

236.致倦库蚊
Culex fatigans quinquefasciatus

237.白纹伊蚊
Aedes albopictus

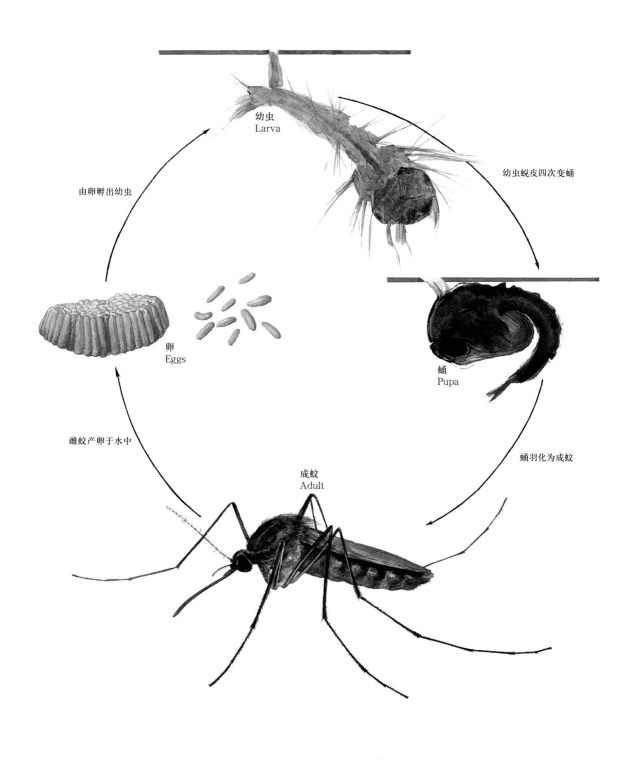

幼虫
Larva

由卵孵出幼虫

幼虫蜕皮四次变蛹

卵
Eggs

蛹
Pupa

雌蚊产卵于水中

蛹羽化为成蚊

成蚊
Adult

238. 蚊生活史
Life cycle of mosquito

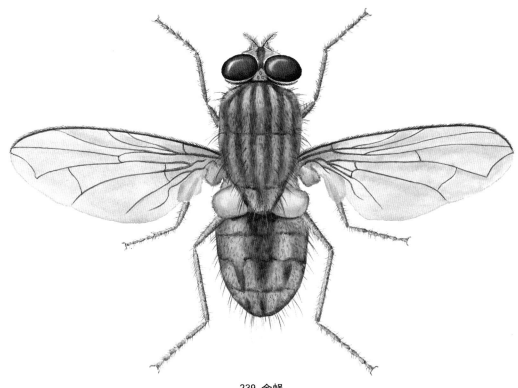

239.舍蝇
Musca domestica vicina

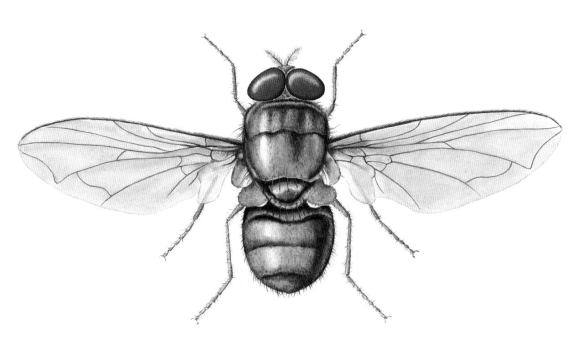

240.大头金蝇
Chrysomyia megacephala

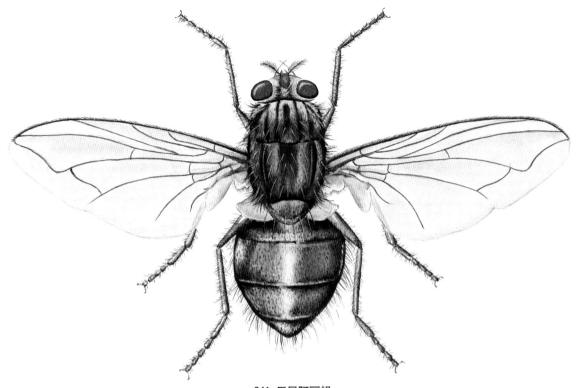

241．巨尾阿丽蝇
Aldrichina grahami

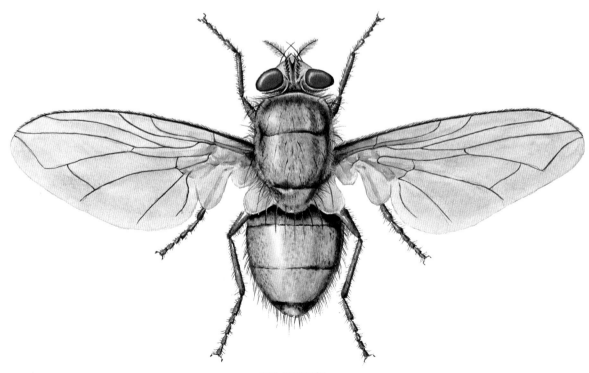

242．丝光绿蝇
Lucilia sericata

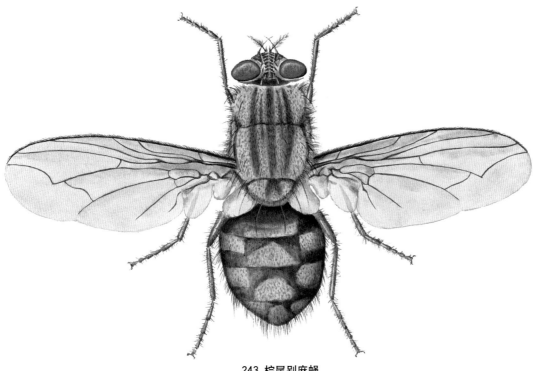

243.棕尾别麻蝇
Boettcherisca peregrina

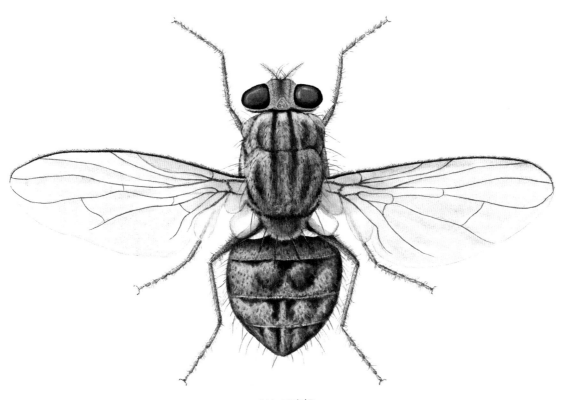

244.厩腐蝇
Muscina stabulans

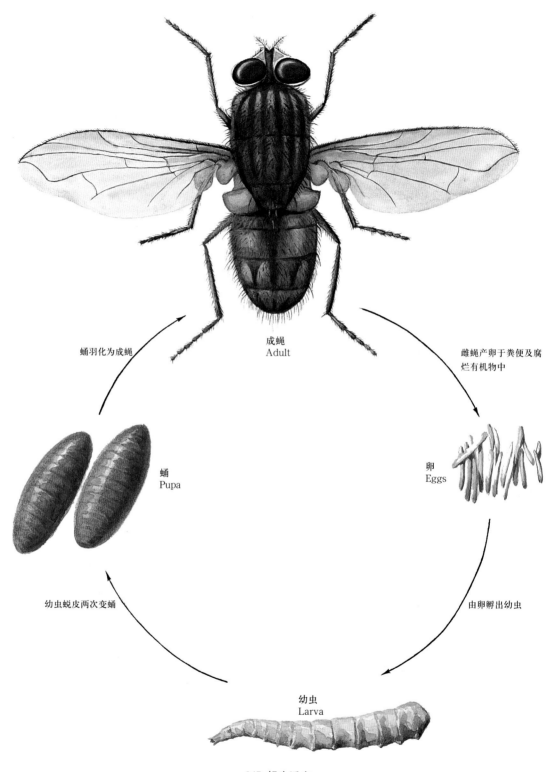

成蝇
Adult

蛹羽化为成蝇

雌蝇产卵于粪便及腐
烂有机物中

蛹
Pupa

卵
Eggs

幼虫蜕皮两次变蛹

由卵孵出幼虫

幼虫
Larva

245.蝇生活史
Life cycle of fly

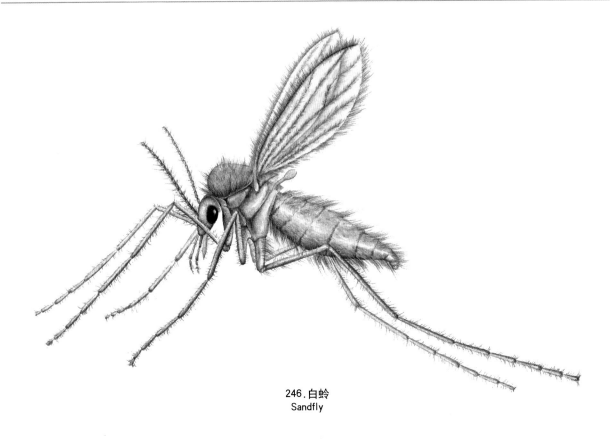

246.白蛉
Sandfly

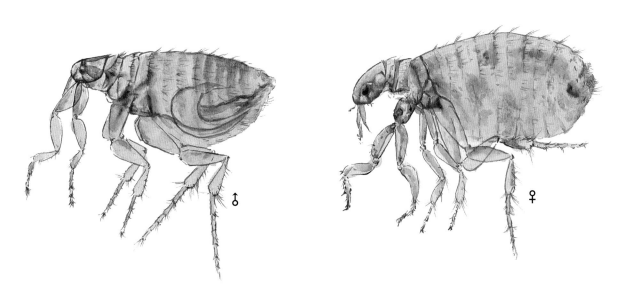

247.印鼠客蚤
Xenopsylla cheopis

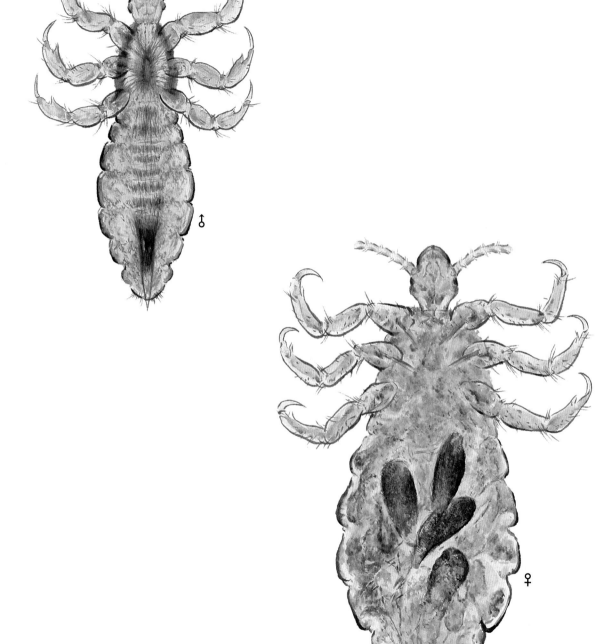

248. 人体虱
Pediculus humanus corporis

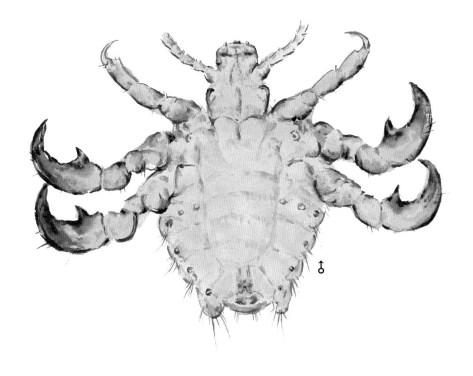

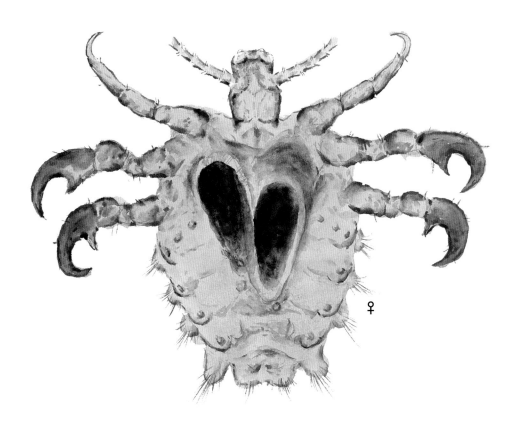

249.耻阴虱
Pthirus pubis

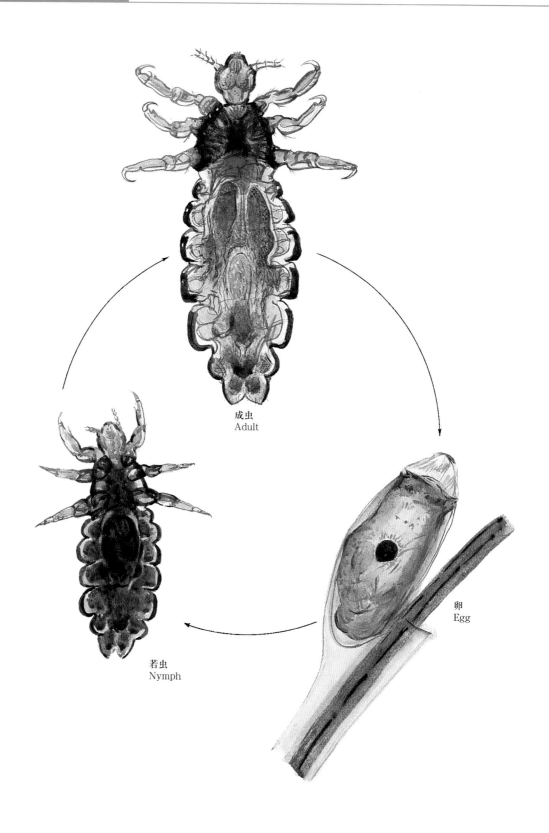

成虫
Adult

卵
Egg

若虫
Nymph

250. 人虱生活史
Life cycle of *Pediculus humanus*

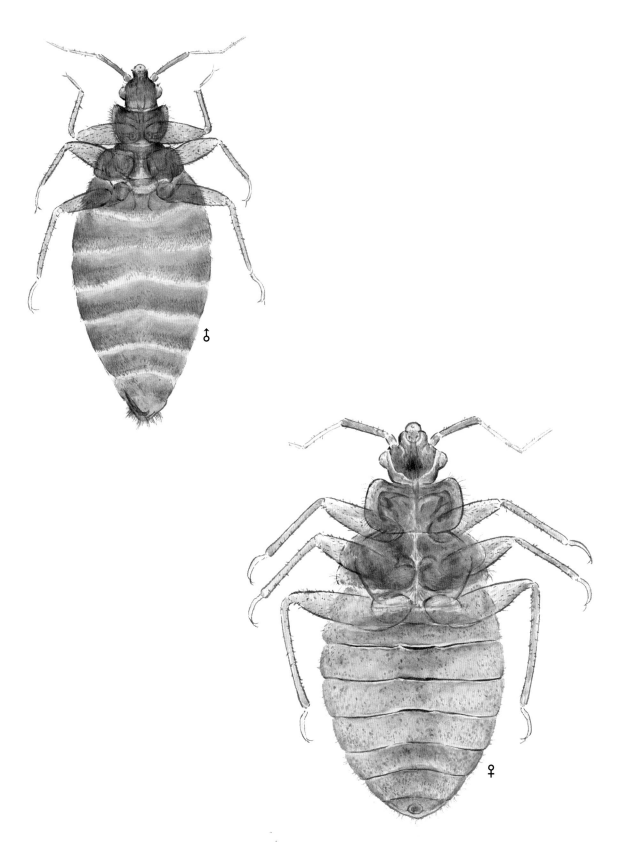

251.温带臭虫
Cimex lectularius

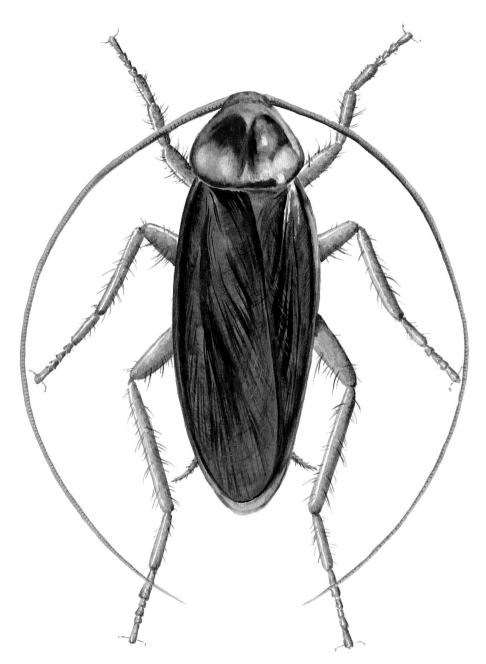

252.美洲大蠊雄虫
Male *Periplaneta americana*

参考文献
REFERENCES

1. 詹希美. 人体寄生虫学. 北京：人民卫生出版社，2001.

2. 余森海，许隆祺. 人体寄生虫学彩色图谱. 北京：中国科学技术出版社，1992.

3. 朱静和，谢醒民，于庆全. 医学寄生虫学彩色图谱. 天津：天津科学技术出版社，1983.

4. 张义临，张维真. 人体寄生虫学图谱. 北京：人民卫生出版社，1981.

5. 张本化，甘运兴. 常见医学昆虫图谱. 北京：人民卫生出版社，1958.

6. 徐国成. 人体解剖学挂图. 北京：高等教育出版社，2010.

7. Knell A J. Malaria. Oxford：Oxford University Press，1991.

8. Peters W, Gilles H M. Color atlas of Tropical Medicine and Parasitology. Chicago：Year Book Medical Publishers，1977.

9. 影井昇. カラー・アトラス 検体別ヒトの寄生虫. エスアールエル，2000.

10. 吉田幸雄. 図説人体寄生虫学. 东京：南山堂，1987.

11. 山口富雄. 臨床寄生虫学カラーアトラス. 东京：南江堂，1980.

郑重声明

高等教育出版社依法对本书享有专有出版权。任何未经许可的复制、销售行为均违反《中华人民共和国著作权法》，其行为人将承担相应的民事责任和行政责任；构成犯罪的，将被依法追究刑事责任。为了维护市场秩序，保护读者的合法权益，避免读者误用盗版书造成不良后果，我社将配合行政执法部门和司法机关对违法犯罪的单位和个人进行严厉打击。社会各界人士如发现上述侵权行为，希望及时举报，我社将奖励举报有功人员。

反盗版举报电话　　（010）58581999　58582371

反盗版举报邮箱　　dd@hep.com.cn

通信地址　北京市西城区德外大街4号　高等教育出版社法律事务部

邮政编码　100120

读者意见反馈

为收集对教材的意见建议，进一步完善教材编写并做好服务工作，读者可将对本教材的意见建议通过如下渠道反馈至我社。

咨询电话　400-810-0598

反馈邮箱　gjdzfwb@pub.hep.cn

通信地址　北京市朝阳区惠新东街4号富盛大厦1座　高等教育出版社总编辑办公室

邮政编码　100029

防伪查询说明

用户购书后刮开封底防伪涂层，使用手机微信等软件扫描二维码，会跳转至防伪查询网页，获得所购图书详细信息。

防伪客服电话　　（010）58582300